Dr. Anja Bettina Irmler
Dr. med. Georg Wolz

Silent Inflammation

Die Gefahr der verborgenen Entzündungen

URSACHEN – PRÄVENTION – EINDÄMMUNG

Inhalt

TEIL 1

Unerkannte Entzündungen: die schwelende Gefahr

2020 werden laut Weltgesundheitsorganisation etwa 75 Prozent der Todesfälle durch chronische Erkrankungen verursacht sein. Ein wesentlicher Grund dafür ist die dramatische Zunahme von Übergewicht und Fettleibigkeit. Sie führen nämlich zu sogenannten Zivilisationskrankheiten wie Diabetes, Herz-Kreislauf-Erkrankungen oder auch Krebs. Auch die Zahl der Allergiker ist in den letzten 20 Jahren auf das Doppelte angestiegen. Ähnliche Zunahmen sind bei Autoimmunerkrankungen wie Morbus Crohn, multiple Sklerose und Diabetes zu verzeichnen. Woran liegt das? Wie kommt es, dass sich aus falscher Ernährung, Übergewicht und bestimmten Umweltfaktoren vermehrt solche schwerwiegenden Erkrankungen entwickeln? Ursache sind unterschwellige bzw. subklinische Entzündungsprozesse – ‚silent inflammation – die sich teilweise über Jahre zu einer chronischen *Inflammation* mit ihren vielfältigen Krankheitsbildern manifestieren.

Erschreckende Zunahme von chronischen Erkrankungen

Auffällig ist, dass die zunehmende Häufung dieser Zivilisationskrankheiten vorwiegend in „westlichen“ Industrieländern zu finden ist. Doch was könnte die

Ursache dafür sein? Haben sich unsere Gene so verändert? Nein. Um die genetische Disposition für bestimmte Krankheiten grundlegend zu verändern, braucht es viele Generationen. Liegt es vielleicht am demografischen Wandel, also der immer älter werdenden Gesellschaft? Auch hier ein klares Nein: Die genannten Krankheiten treten auch vermehrt bei jungen Menschen auf. So wird die sogenannte „Altersdiabetes" vom Typ II in den letzten Jahren erschreckend häufig auch schon bei – meist übergewichtigen – Kindern diagnostiziert. Der Grund für die frappierende Zunahme an Zivilisations- und Autoimmunerkrankungen liegt vielmehr in den veränderten Umweltfaktoren. So wird der menschliche Organismus heute mit einer Vielzahl von Faktoren konfrontiert, die seine Immunantwort beeinträchtigen: vom hohen Grad an Hygiene (fast schon „sterile" Bedingungen), der Aufnahme von Weichmachern aus Plastikverpackungen über die Nahrung, den Elektrosmog, die Feinstaubbelastung der Luft bis hin zum Stress des täglichen Lebens.

Veränderte Umweltbedingungen fordern Immunsystem heraus

Der Körper des Menschen muss sich permanent den verschiedensten Herausforderungen stellen, die von innen oder außen auf ihn einwirken. Eine normale und wichtige Abwehrreaktion des Körpers auf äußere oder innere Reize wie Erreger, Gift- oder Fremdstoffe ist die Entzündung. Sie sorgt dafür, dass das Immunsystem hochreguliert wird. Entzündungen können akut, wiederkehrend oder unbemerkt und unterschwellig ohne Beschwerden verlaufen. Sinn dieser Reaktion des Körpers ist entweder die Bekämpfung und Beseitigung des Erregers oder des Giftstoffes, die Verhinderung einer möglichen Ausbreitung und/oder die Reparatur entstandener Beschädigungen. Das Funktionieren des Systems ist also für die Bekämpfung verschiedenster Krankheiten von herausragender Bedeutung.

Akute vs. chronische Entzündung

Während eine akute Entzündung biologisch sinnvoll ist, um den Körper zu schützen, ist eine chronische (subklinische) Entzündung meist Folge einer reduzierten Immuntoleranz. Diese Art von Entzündung ist also quasi eine Überreaktion des Körpers auf unterschiedlichste Reize. Damit wird die Entzündung selbst zur Ursache von Krankheitssymptomen. Diese unterschwellige Entzündung, auch **silent inflammation** genannt, macht sich nicht durch die klassischen Entzündungsreaktionen wie Schwellung oder Fieber bemerkbar. Die messbaren Entzündungsmarker im Blut liegen meist im oberen Grenzbereich oder leicht darüber. So sind uns diese ersten Warnsignale des Körpers meist nicht bewusst. Unterschwellige Entzündungen sind in der Regel nicht auf Krankheitserreger oder Verletzungen zurückzuführen, sondern stark abhängig von Ernährung und Lebensstil (Umweltfaktoren). Dies ermöglicht uns, in das Geschehen einer unterschwelligen Entzündung einzugreifen, sei es durch Sport, Stressabbau oder gesunde Ernährung. Eine generelle Umstellung auf eine gesündere Ernährung kann ein wichtiger Schritt sein. Viele Lebensmittelinhaltsstoffe wirken sogar gezielt entzündungshemmend.

Beispiele hierfür sind:

Entzündungshemmende Substanzen

- » *Omega-3-Fettsäuren*
- » *Vitamine*
- » *Mineralstoffe*
- » *Sekundäre Pflanzenstoffe*
- » *Ballaststoffe*

Kennen wir also die Ursachen für die Entstehung einer Entzündung, können wir durch die Aufnahme dieser Vitalstoffe möglicherweise einer silent inflammation entgegenwirken, noch bevor sie überhaupt entsteht oder womöglich chronisch wird.

Wie Entzündungsprozesse entstehen

Entzündungsprozesse können aus unterschiedlichsten Gründen in Gang gesetzt werden. Ob durch eine Verletzung, durch das Eindringen von Bakterien und Viren oder durch Stress, die Reaktion des Körpers auf solche Reize lässt nicht lange auf sich warten. Der menschliche Organismus hat gegen solche Einflüsse ein Netz aus komplexen Verteidigungsstrategien entwickelt. Um diese Mechanismen besser zu verstehen, werden im Folgenden die einzelnen Bestandteile des Immunsystems genauer erläutert.

Spezifische und unspezifische Abwehr

Die menschliche Immunantwort lässt sich in eine unspezifische und eine spezifische Abwehrreaktion einteilen. Erstere ist angeboren, richtet sich gegen keine speziellen Krankheitserreger und hat auch kein Gedächtnis. Meist kommen hierfür Enzyme oder Fresszellen zum Einsatz. Bereits ab der Geburt kann der Körper so auf Fremdstoffe oder Erreger reagieren. Sie kann innerhalb kürzester Zeit agieren, weshalb die unspezifische Immunantwort auch als „Sofortabwehr“ oder „first-line defense“ bezeichnet wird. Diese unspezifische Abwehr stürzt sich also auf alles, was dem Körper schaden könnte.

Demgegenüber steht die spezifische Abwehr. Sie ist erworben, richtet sich gegen spezielle Erreger und hat ein Gedächtnis. Dringt beispielsweise ein Bakterium in den Körper ein, wird es von Zellen des spezifischen

Immunsystems anhand seiner Oberflächenstruktur – dem Antigen – erkannt. Daraufhin wird die Produktion von Antikörpern in Gang gesetzt. Das wiederum veranlasst andere Zellen des Immunsystems, sich zu vermehren und die Bakterien, die mit Antikörpern „markiert“ sind, zu eliminieren. Für diese spezifische Immunantwort sind vor allem die sogenannten B- und T-Zellen verantwortlich (siehe Kasten: Zellen des Immunsystems). Nach diesem Prinzip verlaufen übrigens auch Impfungen. Der Körper wird mit einer geringen Menge an Erregern konfrontiert. So bildet er ein Gedächtnis aus, welches dem Immunsystem bei einer späteren Infektion mit dem gleichen Keim eine schnelle Immunantwort ermöglicht. Die Systeme des spezifischen und unspezifischen Immunsystems arbeiten eng zusammen. Meist wird die spezifische Immunantwort erst durch eine Aktivierung der unspezifischen Abwehr angeregt.

Immunreaktion steuert Entzündungsprozesse

Auch eine Entzündung ist somit ein Zusammenspiel aus beiden Systemen. Der Körper setzt diese Reaktionen selbst in Gang und steuert mit Botenstoffen die Ausprägung eines Entzündungsprozesses. Durch diese Botenstoffe werden also die Zellen des Immunsystems dazu angeregt, sich zu vermehren, zum Ort der Entzündung zu wandern und sich zu spezialisieren. Dadurch kann er im Normalfall die Intensität eines Entzündungsprozesses selber steuern.

ZELLEN DES IMMUNSYSTEMS

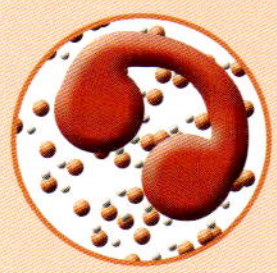

Granulozyten („kleine“ Fresszellen) sind Bestandteil der weißen Blutkörperchen (Leukozyten) und enthalten aggressive Stoffe (wie Enzyme oder Histamin), die Proteine zerstören können. So können sie Erreger direkt unschädliche machen. Zudem können sie, ähnlich wie Fresszellen, Fremdstoffe in sich aufnehmen und verdauen *(Phagozytose).*

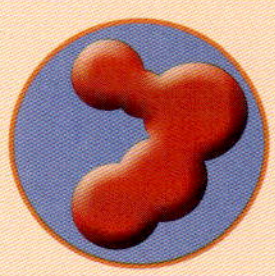

Makrophagen oder Fresszellen befinden sich im Gewebe und können ebenfalls durch Verdauung Fremdstoffe und Erreger in sich aufnehmen. Handelt es sich um eine größere Invasion von Keimen, können diese Zellen auf ihrer Oberfläche das Antigen des Erregers präsentieren. Durch dieses Antigen werden T-Helferzellen gebunden, die wiederum die spezifische Immunantwort in Gang setzten. Fresszellen bilden aber auch Botenstoffe, die die Entzündungsreaktion fördern und andere Zellen des Immunsystems anlocken.

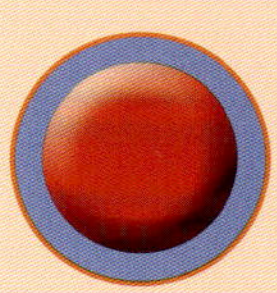

B-Lymphozyten werden im Knochenmark gebildet. Kommen sie in Kontakt mit körperfremden Antigenen, beginnen B-Zellen sich entweder zu Antikörper-produzierenden Plasmazellen oder zu Gedächtniszellen weiterzuentwickeln.

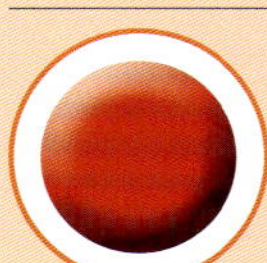

T-Lymphozyten lassen sich einteilen in T-Helferzellen, regulatorische T-Zellen und T-Zellen, die Entgiftungsenzyme ausschütten. T-Helferzellen sind für die Steuerung der Immunantwort von entscheidender Bedeutung. Sie bekommen von Fresszellen und anderen Zellen des Immunsystems die Oberflächenstruktur der Eindringlinge präsentiert. Dies veranlasst die Zellen, sich zu teilen und Botenstoffe auszusenden. Andere Immunzellen werden dadurch zur Antikörperproduktion angeregt. Regulatorische T-Zellen modulieren das Immunsystem dahingehend, dass sie eine überschießende Immunantwort verhindern. Sie unterdrücken also die Aktivität anderer Immunzellen mit speziellen Botenstoffen. Die „Entgiftungs"-T-Zellen erkennen ähnlich wie natürliche Killerzellen Antigene an der Oberfläche körpereigener, von Erregern befallener Zellen. Sie schütten daraufhin Stoffe aus, die den programmierten Zelltod *(Apoptose)* der betroffenen Zellen einleiten. Dies ist besonders in der Krebsabwehr von Bedeutung.

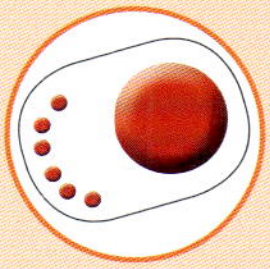

Natürliche Killerzellen gehören, ähnlich wie Fresszellen, zu der ersten Verteidigungslinie des Immunsystems. Sie lokalisieren Zellen, die sich von gesunden Zellen unterscheiden, und eliminieren diese frühzeitig. Dieser Vorgang ist insbesondere bei der Entstehung von Krebs oder bei der Zerstörung von Virus-infizierten Zellen von herausragender Bedeutung.

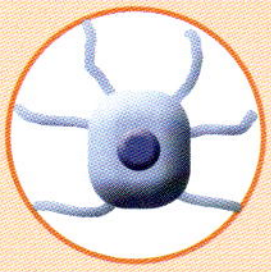

Dendritische Zellen gehören ebenfalls zu den gefräßigen Immunzellen. Anders als Fresszellen wandern diese Zellen jedoch in die Lymphknoten und präsentieren dort die Oberflächenstruktur des Erregers. Das wiederum ruft eine große Anzahl T-Helferzellen auf den Plan, die nun erkennen können, welche Endringlinge sie bekämpfen müssen.

Auslöser für entzündliche Prozesse

Entzündliche Prozesse können durch unterschiedlichste Reize ausgelöst werden:

» ***Physikalische Einflüsse:***
extreme Temperaturen, UV-Strahlen, Über- oder Unterdruck, Verletzungen durch scharfe Gegenstände

» ***Chemische Stoffe:***
Drogen, Medikamente, Gifte, Zigarettenrauch

» ***Mikrobiologische Gifte:***
Bakterien, Viren, Pilze, Parasiten

» ***Psychosoziale Bedingungen:***
Stress

» ***Andere (innere) Einflüsse:***
Bewegungsmangel, Übergewicht, ungesunde Ernährung

» ***Bereits bestehende Krankheiten:***
chronisch-entzündliche Darmerkrankung, Arteriosklerose usw.

Abbildung 1 zeigt im Überblick die ersten Abläufe einer Entzündungsreaktion. Äußere Einflüsse wie Gifte oder Stress aktivieren eine Fülle von Zellen des Immunsystems und lösen so die Bildung von Botenstoffen aus. Diese binden ebenfalls an die Bindungsstellen von Immunzellen und führen zu einer Verstärkung der Entzündungsprozesse.

Silent Inf

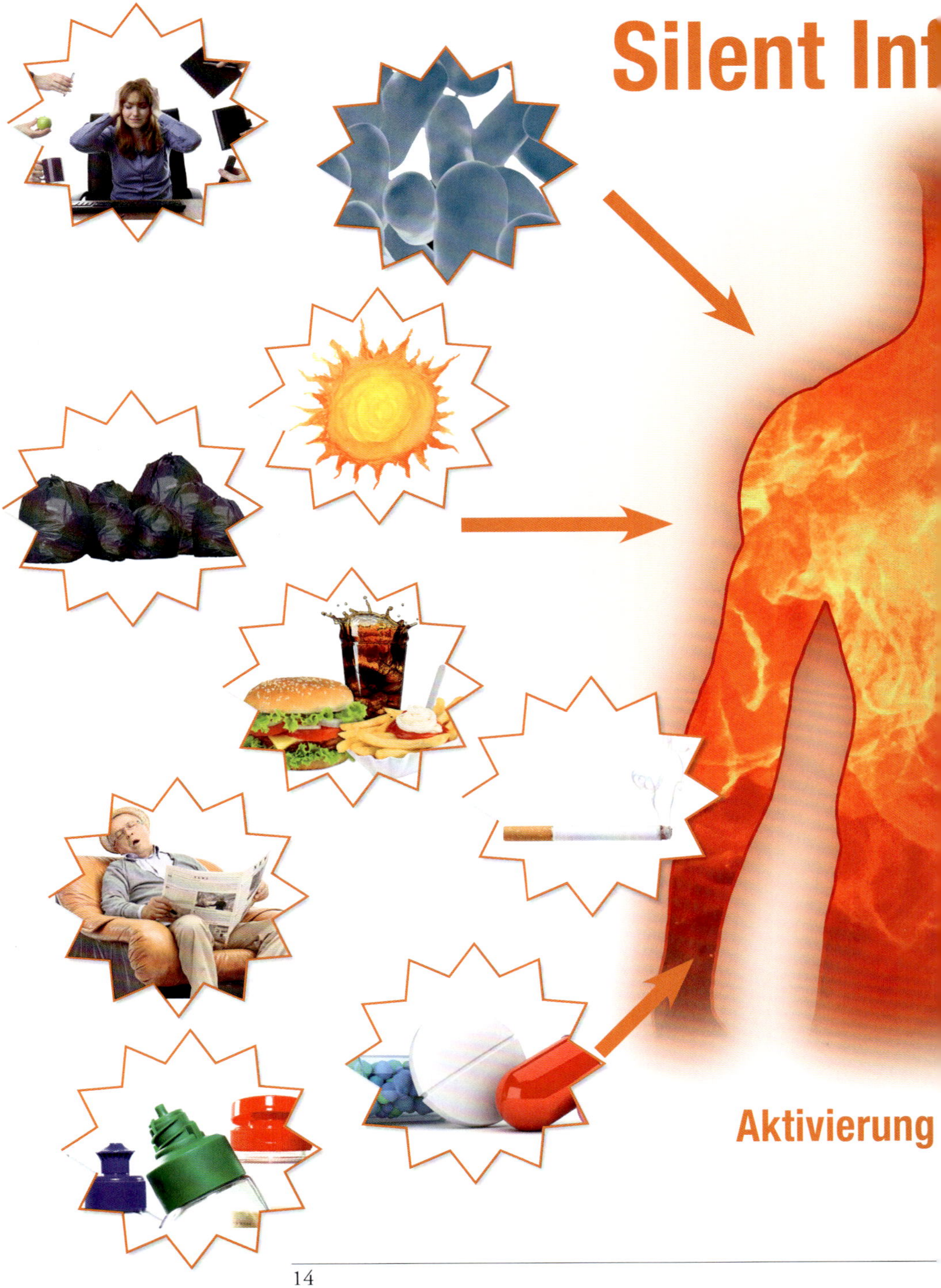

Aktivierung

mmation

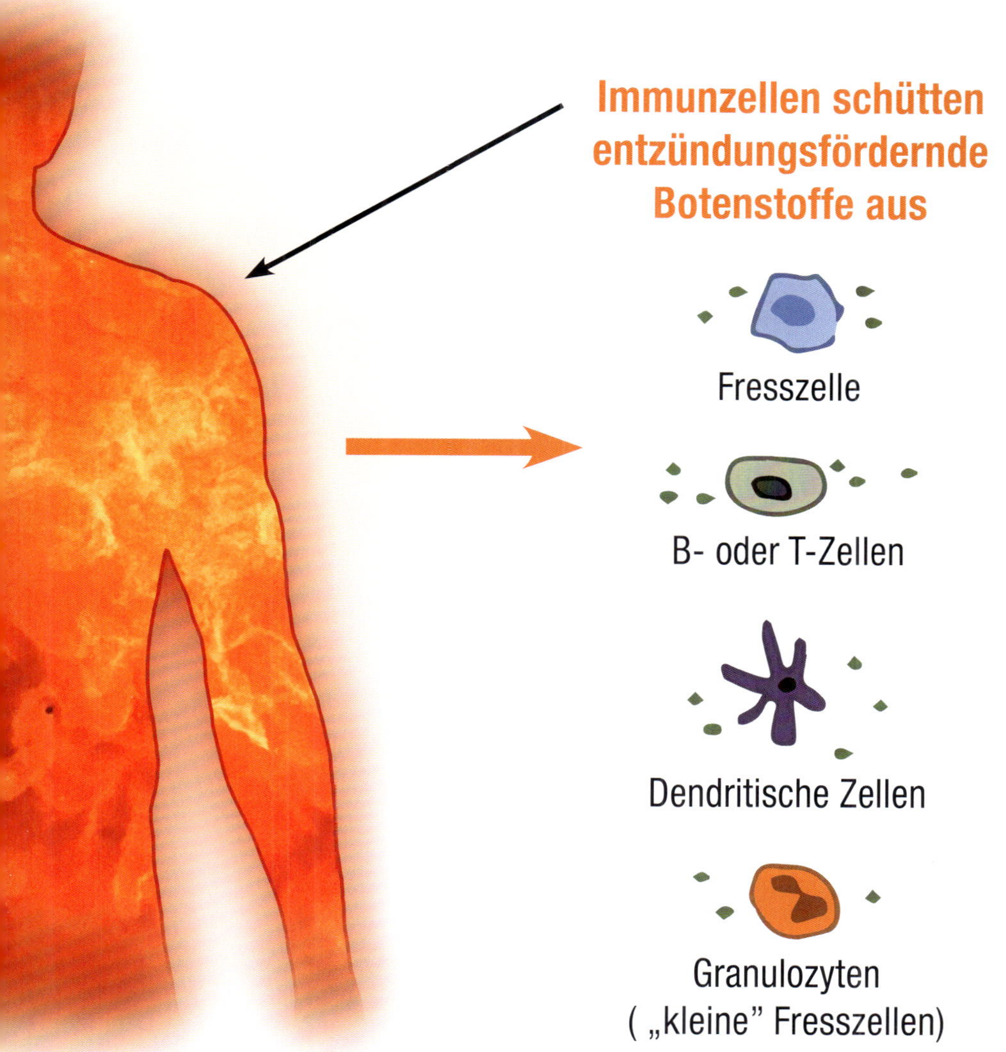

mmunzellen

Abbildung 1: Entstehung einer Entzündungsreaktion durch verschiedene äußere Einflüsse und Aussendung von entzündungsfördernden Botenstoffen

Diese Aktivierung der Immunantwort hat verschiedene Reaktionen im Körper zur Folge. Die Blutgefäße erweitern sich, zunächst am Ort der Entzündung. Des Weiteren wird Flüssigkeit an das Gewebe abgegeben, was zu einem Anschwellen des Entzündungsherdes führt. Enthält diese Flüssigkeit zudem noch Eiweiß-, Blut- oder abgestorbene Zellbestandteile, spricht man von Eiterbildung. Jetzt kommt die erste Verteidigungslinie des Immunsystems zum Einsatz: Fresszellen wandern an den Ort des Geschehens und schließen sich zusammen. Die Fremdstoffe und/oder Erreger werden so umzingelt und anschließend verdaut. Anschließend wird über T-Helferzellen und B-Zellen die Produktion von Antikörpern angeregt.

Botenstoffe – das Kommunikationssystem der Immunzellen

Immunzellen kommunizieren durch Botenstoffe

Neben Zellen des Immunsystems selbst spielen bei einer Entzündung die Botenstoffe eine herausragende Rolle. Um eine Entzündung entstehen zu lassen und aufrechtzuerhalten, werden von Zellen des Immunsystems (z. B. Makrophagen, T-Zellen) diese kleinen Eiweißstoffe ausgeschüttet. Sie ermöglichen den Zellen untereinander zu kommunizieren und regen zur Vermehrung und Spezialisierung an. Diese Botenstoffe werden Zytokine genannt. Sie können entweder nur in ihrer Umgebung wirken oder in die Blutbahn gelangen. Je nach Wirkungsspektrum werden Botenstoffe des Immunsystems in fünf Untergruppen eingeteilt:

» *Interleukine*
» *Tumornekrosefaktoren (TNF-α)*
» *Chemokine*
» *Interferone*
» *Wachstumsfaktoren (z. B. VEGF, EPO)*

Von besonderer Bedeutung sind die ersten beiden Gruppen. Bei unterschwellig verlaufenden, chronischen Entzündungsreaktionen (silent inflammation) werden diese Signalstoffe dauerhaft in geringen Mengen ausgeschüttet und können entweder die Folge von Krankheiten oder eine Vorstufe dafür sein. Sie geben uns also einen ersten Hinweis darauf, dass das Immunsystem im Ungleichgewicht ist.

entzündungshemmende und entzündungsfördernde Botenstoffe

Bisher sind 35 Interleukine bekannt, deren Wirkung nicht unterschiedlicher sein kann. IL-1 und IL-6 beispielsweise sind die Botenstoffe der akuten Entzündung, sie wirken also entzündungs*fördernd*. Dann gibt es Interleukine wie IL-8, die dafür sorgen, dass Immunzellen sich zum Ort der Entzündung begeben. Diese Zytokine werden auch Chemokine genannt. Darüber hinaus gibt es entzündungs*hemmend* wirkende Interleukine, wie IL-10, das die Entzündung eindämmt.

Der Tumornekrosefaktor (TNF) α (oder auch β) spielt bei einer Entzündung eine herausragende Rolle. Er wird von Fresszellen gebildet und führt zur Aktivierung weiterer Immunzellen. Er kann das Absterben von Zellen bewirken, die Ausschüttung von anderen Botenstoffen anregen oder die Zelldifferenzierung begünstigen. Bei der Zelldifferenzierung wird eine Keimzelle im Entwicklungsstadium spezialisiert, d. h. auf ihre künftigen Aufgaben vorbereitet und mit den dafür erforderlichen Strukturen ausgestattet. Der Tumornekrosefaktor nimmt darüber hinaus Einfluss auf den Fettstoffwechsel und die Insulinresistenz (siehe Abbildung 2). Bei höheren Konzentrationen von TNF-α kommt es zu Fieber.

Interferone sind Bestandteil der unspezifischen Immunantwort und werden insbesondere durch Zellen gebildet, die von einem Virus befallen sind. Sie informieren ihre Nachbarzellen durch Ausschüttung dieser Botenstoffe über das Eindringen des Virus. Dadurch entwickeln die angrenzenden Zellen Strategien, um die Vermehrung des Virus zu stoppen.

Gen-Ebene ist an Entzündungsprozessen beteiligt

Wachstumsfaktoren, wie VEGF, sind für den Körper bei der Neubildung von Blutgefäßen von Bedeutung. VEGF kann aber auch die Wanderung von Immunzellen fördern und spielt deswegen ebenfalls eine Rolle als Botenstoff der Immunantwort. Erythropoetin (EPO) bewirkt als Wachstumsfaktor die Bildung von roten Blutkörperchen aus Stammzellen des Knochenmarks. Vielen ist EPO als Dopingmittel im Profisport bekannt. Bei dem Weg der Zelldifferenzierung können sich statt der Erythrozyten auch Immunzellen bilden. Interleukine fördern diese Reaktionen.

Neben diesen Botenstoffen gibt es im Zusammenhang mit Übergewicht und Fettleibigkeit auch Adipokine bzw. Adipozytokine. Sie werden von Fettgewebszellen abgegeben. Bei hohem Körperfettanteil steigt die Konzentration dieser Adipokine und verursacht eine Art chronische Entzündungsreaktion (siehe Abbildung 2). Zudem erhöht sich die Zahl der Immunzellen im Fettgewebe. Die Ausschüttung dieser Adipokine wirkt sich wiederum auf andere Gewebe und Organe aus. Beispielsweise kann das abgegebene IL-6 Insulinresistenzen in Leber, Muskulatur und Fett hervorrufen. Dies kann über längere Zeit hinweg einen Diabetes zur Folge haben.

Zusammensetzung des Fettgewebes bei Normalgewicht bzw. Übergewicht/ Fettleibigkeit

Fettgewebe bei Normalgewicht

(Keine Entzündung, normaler Stoffwechsel)

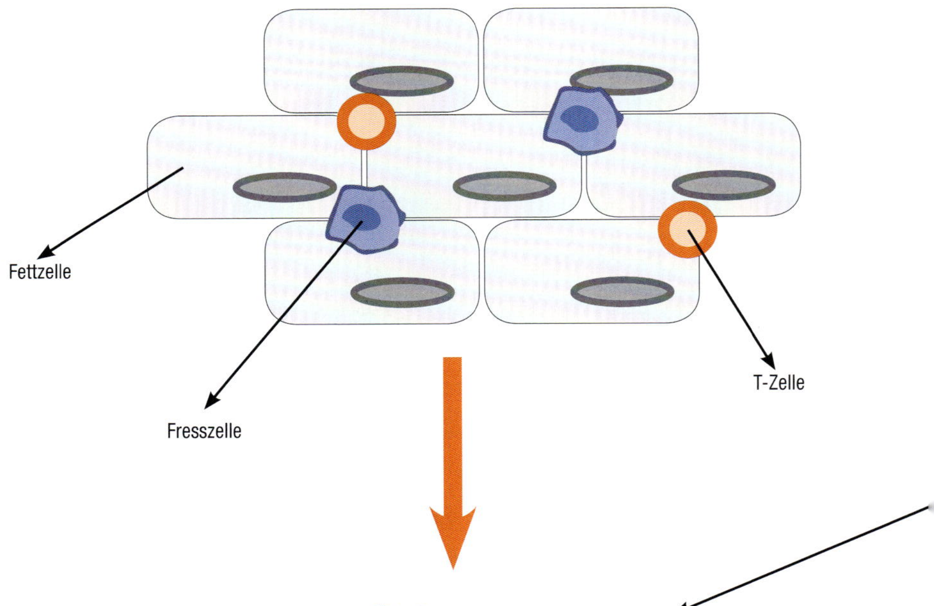

Bildung entzündungshemmender Botenstoffe

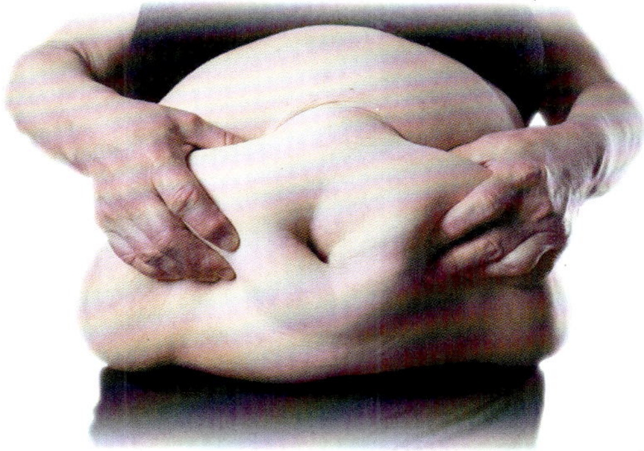

Fettgewebe bei Übergewicht / Fettleibigkeit

(Leichte Entzündungsprozesse,
entgleister Stoffwechsel)

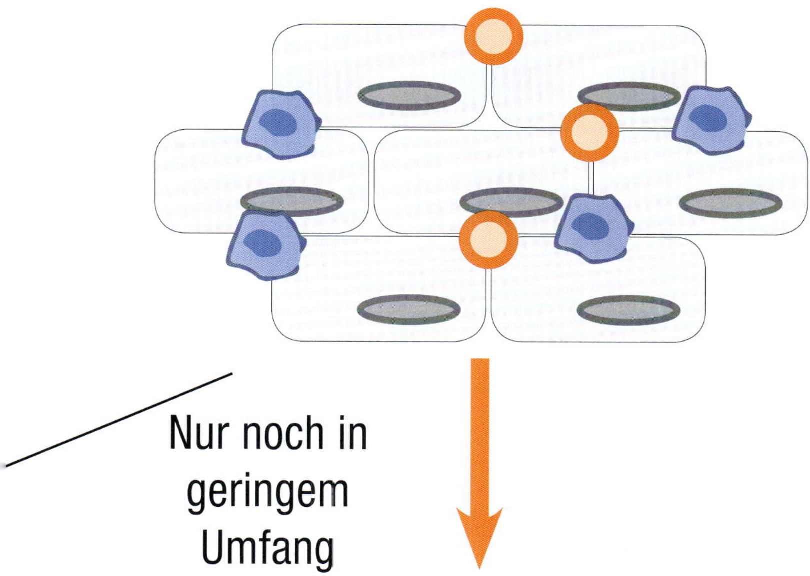

Bildung entzündungsfördernder Botenstoffe

Abbildung 2

Gen-Ebene ist an Entzündungsprozessen beteiligt

Bei der Entzündungsreaktion spielen noch zwei weitere Stoffe eine herausragende Rolle: der Transkriptionsfaktor NF-κB (Nuclear-Factor kappa-B) und Enzyme, wie die Cyclooxygenase-2 (COX-2). Deren Bildung wird durch die oben genannten Botenstoffe in Gang gesetzt. COX-2 steht bei Entzündungsprozessen in Zusammenhang mit Fieber und Schmerzentstehung. Eine Aktivierung von NF-κB erfolgt entweder durch die Signalstoffe selber oder durch Fremdstoffe, Gifte oder Erreger, die in die Zelle eindringen. Der Transkriptionsfaktor bindet daraufhin an bestimmte Abschnitte der Erbinformation und bewirkt eine Aktivierung verschiedener Gene und Signalwege, die mit Entzündungen und anderen Erkrankungen im Zusammenhang stehen.

Eine weitere Rolle in der Kommunikation der Immunzellen und des Immunsystems spielen die sogenannten Lipopolysaccharide (LPS). Sie sind Bestandteil der Zellmembran bestimmter Bakterien. Gelangen diese durch deren Zerfall in die Blutbahn, werden Immunzellen aktiviert. Dies erfolgt über NF-κB-Signalwege oder entzündungsfördernde Botenstoffe wie IL-1 und -6.

Bei Entzündungen wird in der Leber zudem das C-reaktive Protein (CRP) gebildet. Es gehört zu den Akute-Phase-Proteinen, welche die Aufgabe haben, die Entzündung zu lokalisieren, ihre Ausbreitung zu verhindern und das Immunsystem bei der Sanierung des Entzündungsherdes zu unterstützen. Verstärkt wird die Bildung von CRP durch Interleukine. Die Messung des CRP ist ein wichtiger Laborparameter, mit dem der Arzt oder Heilpraktiker Entzündungsprozesse im Körper feststellen kann, denn als Marker kann es den Grad einer (akuten) Entzündung im Blut bestimmen.

Chronische Entzündungen entstehen, wenn kompliziertes Kommunikationssystem der Abwehr entgleist

Zusammengenommen besteht die Arbeit des Immunsystems aus einem Zusammenspiel von verschiedensten Zellen und deren Kommunikation untereinander mit Botenstoffen und Enzymen. Für den Laien klingen diese Zusammenhänge sehr kompliziert, und manche Vorgänge sind auch von der Forschung noch nicht gänzlich aufgeklärt. Um die silent inflammation zu verstehen, sind diese Zusammenhänge aber wichtig. Denn zum einen geben diese Stoffe – bzw. deren vermehrtes Auftreten im Blut – wichtige Hinweise auf ein mögliches Vorliegen einer subklinischen Entzündung. Zum anderen konnte gezeigt werden, dass mithilfe bestimmter Gegenmaßnahmen wie Sport und Ernährung, auf die weiter unten ausführlich eingegangen wird, die Konzentration bestimmter Botenstoffe des Immunsystems herunterreguliert werden kann, was ein Hinweis darauf ist, dass die Entzündung eingedämmt werden kann. Entscheidend ist: Wenn das komplizierte Kommunikationssystem der Immunabwehr entgleist, z. B. durch eine unterschwellige Entzündung, können Krankheiten entstehen, die chronisch werden.

Der schleichende Prozess zur manifesten Erkrankung

Verlust der Immuntoleranz bei chronischen Entzündungen

Chronische Entzündungen beruhen auf einer Überreaktion des Körpers auf verschiedene äußere oder auch innere Reize. Die Folge ist ein Verlust der eigenen Immuntoleranz. Das heißt, der Körper ‚toleriert' bestimmte Stoffe nicht mehr, die eigentlich harmlos sind, und wendet sich mit seiner Immunabwehr gegen sie. Dies macht uns wiederum angreifbar für weitere Erreger und Fremdstoffe. Die Folge ist eine negative Spirale, die weitere Krankheiten verursachen kann.

Man kann sich das System der körpereigenen Verteidigung wie eine Waage vorstellen. Das Immunsystem sorgt dafür, dass sich die Fähigkeit, Erreger oder Tumorzellen anzugreifen, und die Toleranz, eigene gesunde Zellen und harmlose Allergene in Ruhe zu lassen, immer in der Waage halten. Das heißt, es entsteht ein Gleichgewicht aus stabiler Immuntoleranz und kontrollierter Immunantwort (s. Abbildung 3).

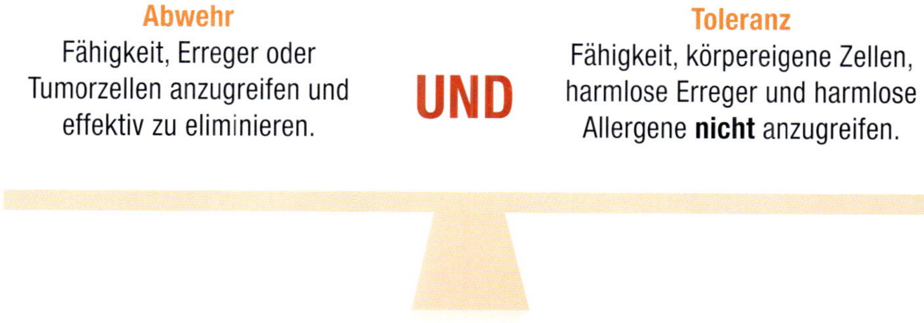
Abwehr
Fähigkeit, Erreger oder Tumorzellen anzugreifen und effektiv zu eliminieren.
UND
Toleranz
Fähigkeit, körpereigene Zellen, harmlose Erreger und harmlose Allergene **nicht** anzugreifen.

Abbildung 3: Gleichgewicht des Immunsystems zwischen Abwehr und Toleranz

Bei einer chronischen Entzündung, auch wenn sie nur unterschwellig ist, kann sich dieses Gleichgewicht verschieben. Die Immuntoleranz wird plötzlich instabil und kann entgleisen, während die „Angriffslust" des Immunsystems überproportional zunimmt. Ausgelöst bzw. beschleunigt wird die Verschiebung dieses Gleichgewichts vor allem durch äußere Faktoren (s. Abbildung 4). Aber auch bereits bestehende Krankheiten können die Toleranzschwelle des Immunsystems für körpereigene Zellen oder harmlose Allergene herabsetzen.

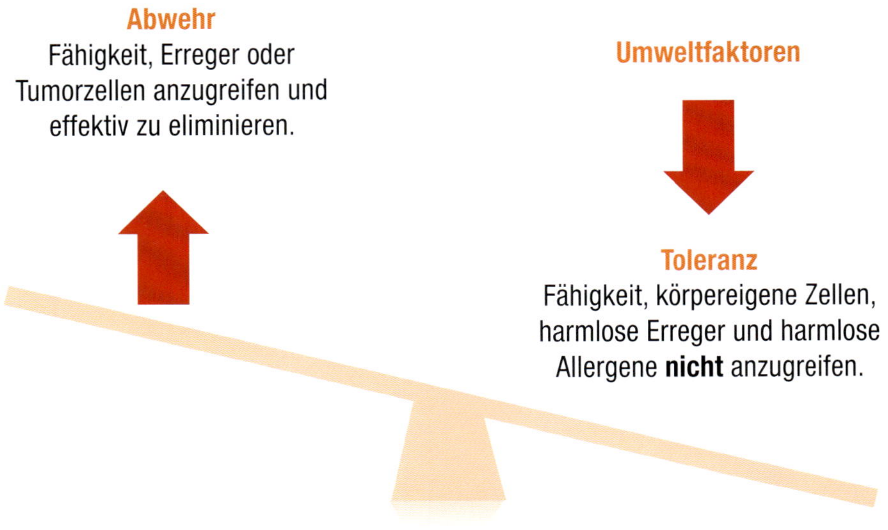

Abbildung 4: Entgleisung des Immunsystems aufgrund von Umweltfaktoren

Das gefährliche: Dieses Ungleichgewicht in der Immunantwort hat nicht nur Auswirkungen auf lokaler Ebene, es wirkt sich auf alle Organe und Systeme des Körpers aus, z. B. auf Haut, Knochen, Gefäße und das Hormonsystem (s. Abbildung 5).

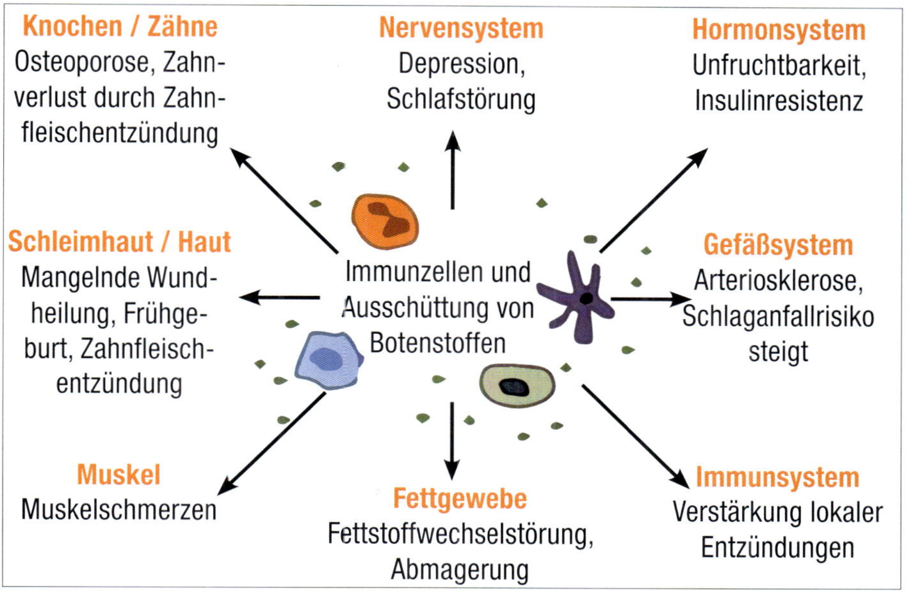

Abbildung 5: Wirkungen einer Entzündung auf unterschiedliche Systeme des Körpers

Chronische Entzündungen lösen Erkrankungen aus

Zahlreiche Erkrankungen gehen einher mit chronischen Entzündungszuständen. Dabei kann eine **silent inflammation** auch der Auslöser der späteren Erkrankung gewesen sein. Diese lässt sich meist durch ein Blutbild nachweisen, denn die entzündungsfördernden Botenstoffe sind bei einer unterschwelligen Entzündung leicht erhöht. Anders als bei einer akuten Entzündung sind besonders TNF-α und Interleukine im Blut zu finden.

Wie aus einer unterschwellig brodelnden Entzündung eine chronische (Zivilisation-)Krankheit werden kann, wird im Folgenden erklärt.

Was sich aus einer silent inflammation entwickeln kann

Die Entzündung steht mittlerweile als Ursache zahlreicher Erkrankungen fest. Selbst Krebs wird mit entzündlichen Prozessen im Körper in Verbindung gebracht. Vor diesem Hintergrund bürgert sich für bestimmte Krankheitsbilder wegen ihrem entzündlichem Hintergrund auch mehr und mehr die Endung -itis ein, mit der in der Medizin Entzündungen bezeichnet werden: Arthritis statt Arthrose, Osteoporitis statt Osteoporose, Arterioskleritis statt Arteriosklerose usw.

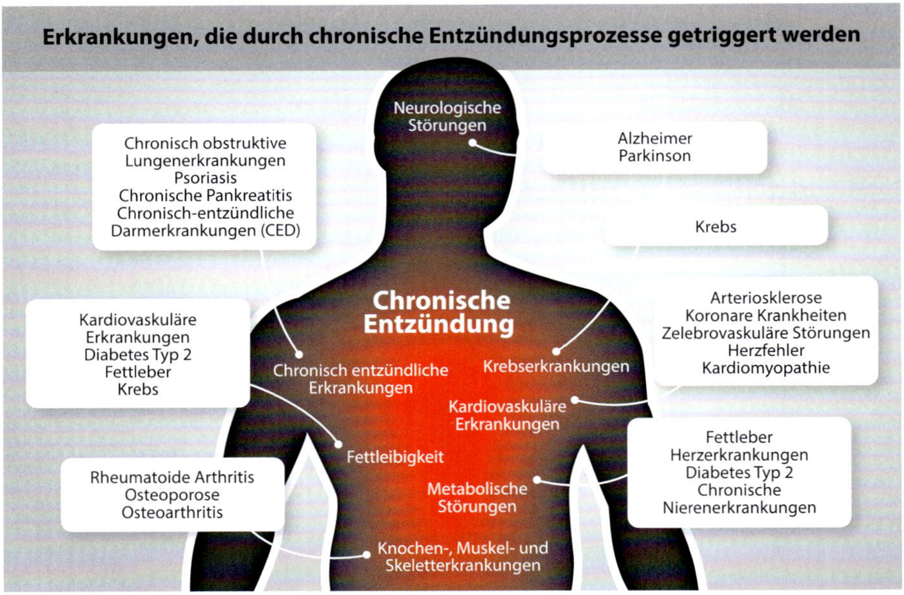

Abbildung 6: Erkrankungen, die mit chronischen Entzündungen einhergehen

Im Folgenden sollen einige der häufigsten Erkrankungen, die in den letzten Jahrzehnten erschreckend zugenommen haben, im Hinblick auf ihren Entzündungscharakter besprochen werden.

Herz-Kreislauf-Erkrankungen

Die meisten Todesfälle in westlichen Industrienationen sind auf Erkrankungen des Herz-Kreislaufssystems zurückzuführen. Damit sind vor allem Herzinfarkt und Schlaganfall gemeint. Die Ursachen dieser meist tödlich verlaufenden Krankheiten sind Probleme mit Gefäßen oder Blutdruck, die eng mit Entzündungsprozessen einhergehen. Ein besonderer Risikofaktor für Herzinfarkt oder Schlaganfall ist die Arteriosklerose. Bei dieser Erkrankung werden durch verschiedene Ablagerungen die Gefäßinnenwände der Arterien verhärtet und schwellen an. Dadurch verringert sich der Innendurchmesser und die Gefäße verstopfen. Die Folge sind Durchblutungsstörungen, Thrombosen bis hin zu einer mangelnden Versorgung der Herzgefäße und dem damit verbundenen Herzinfarkt. Treten diese Blutgerinnsel im Gehirn oder Darm auf, kann dies zu einem Schlaganfall bzw. zu einem Darminfarkt führen.

Die Entstehung einer Arteriosklerose beginnt in vielen Fällen mit einer Entzündung innerhalb der Darmwand. Dafür sind Fresszellen verantwortlich, die entweder durch eine Verletzung (siehe Bluthochdruck), durch einen Erreger oder Giftstoffe im Blut ihre Arbeit

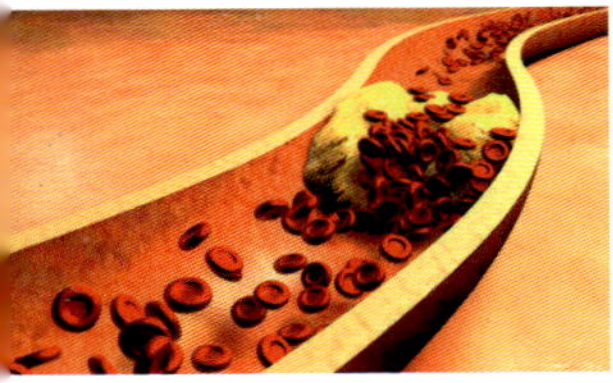

aufnehmen. Möglich ist aber auch, dass diese Fresszellen LDL-Cholesterin in großen Mengen in sich aufnehmen und so zu sogenannten Schaumzellen werden. Die Folge ist ein Anschwellen der Zellen und eine umfangreiche Entzündung in der Gefäßwand. Auch hier kommen wieder die Botenstoffe zum Einsatz. Sie locken weitere Immunzellen an und sorgen dafür, dass die Entzündung aufrechterhalten bleibt.

Abbildung 6 soll verdeutlichen, wie komplex der Entstehungsweg einer Entzündung ist, die letztlich zu einer manifesten Arteriosklerose führt.

Abbildung 6: Entzündungsprozess bei einer Arteriosklerose

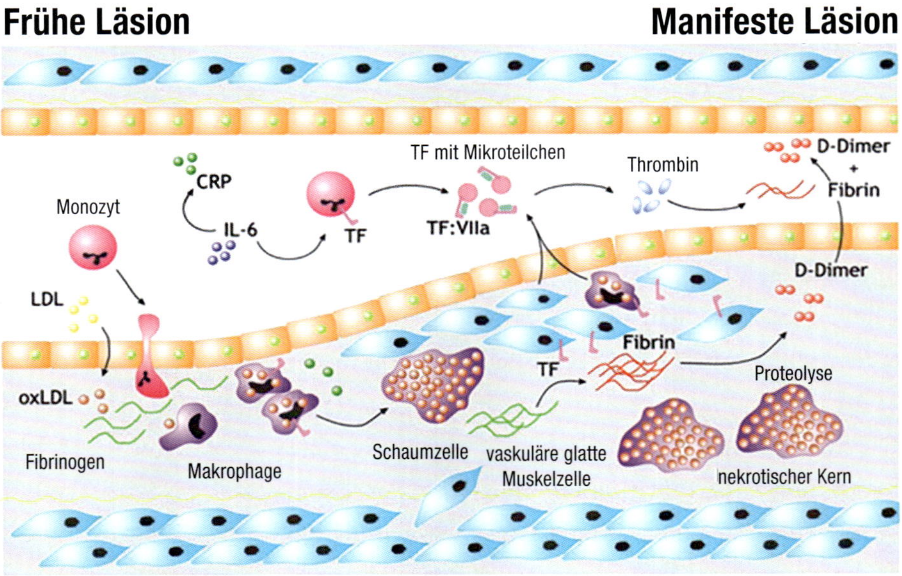

https://commons.wikimedia.org/wiki/File:Aterorojenez-hucresel-tr.JPG

Die Risikofaktoren für diese Erkrankung sind vielfältig. Neben unbeeinflussbaren Faktoren, wie genetischer Veranlagung oder männliches Geschlecht, spielen andere, sehr wohl beeinflussbare Faktoren eine Rolle. Diese sind z. B. die Ernährung, der Lebenswandel (Bewegung/Stress/Rauchen) und behandelbare Erkrankungen, wie Bluthochdruck oder Diabetes. Auf diese Risikofaktoren können wir also selbst Einfluss nehmen und ihnen sogar präventiv entgegenwirken.

Krebs

Krebserkrankungen verbinden die wenigsten mit einer Entzündung. In der neuen wissenschaftlichen Literatur wird aber ein deutlicher Zusammenhang zwischen unterschwelligen Entzündungsprozessen und der Krebsentstehung hergestellt. Hervorgerufen werden kann Krebs durch die verschiedensten Einflüsse von außen oder innen. Nur etwa 10 bis 30 Prozent der Krebserkrankungen sind auf genetische Veranlagung zurückzuführen. Dies betrifft meist spezielle Arten, wie Blutkrebs. Die restlichen 70 bis 90 Prozent beruhen folglich auf Einflüssen, die von außen auf uns einwirken. Den größten Anteil davon nehmen eine falsche Ernährung, das Rauchen und Infektionen ein.

Auch hier spielt wieder das Immunsystem eine Rolle. Denn Giftstoffe aus Zigarettenrauch, schädliche Bestandteile in unserem Essen oder Viren rufen Immunzellen auf den Plan. Die Botenstoffe, die dabei freigesetzt

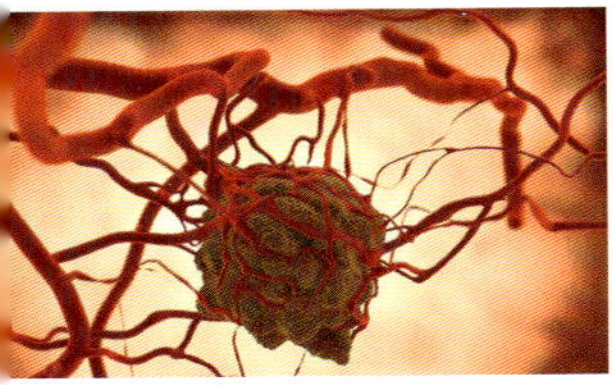

werden, können lokal kleine Entzündungsherde verursachen. Und innerhalb dieser Strukturen können sich über komplizierte Mechanismen Zellen zu Krebszellen entwickeln. Wird dies vom Immunsystem nicht erkannt, vermehren sich diese Zellen bis hin zum Tumor. In diesem Fall ist die Immuntoleranz folglich zu hoch, und die Krebszellen können sich ungehindert ausbreiten.

Mit anderen Worten: Eine silent inflammation kann die Krebsentstehung verursachen und das Krebswachstum begünstigen. Das hat vielfältige Gründe. Zum Beispiel bilden Fresszellen in ihrem Inneren Reaktive Sauerstoffspezies (ROS), auch Radikale genannt (siehe Kasten). Das machen sie, um die aufgefressenen Erreger zu verdauen. Werden diese Radikale von den Zellen aufgrund einer Infektion vermehrt ausgeschüttet, kann dies die Erbinformation der umliegenden gesunden Zellen schädigen und zu einer Mutation führen. Eine Veränderung der Erbsubstanz kann dann eine Krebsentstehung verursachen. Aber auch die Botenstoffe können gegen uns arbeiten, indem sie statt der eigenen guten Immunzellen die Krebszellen zur Vermehrung anregen. Falls das Immunsystem sie dann nicht als „krankmachend" einstuft, vermehren sie sich, bis ein Tumor entsteht. Teilweise können diese körpereigenen Botenstoffe sogar dazu beitragen, dass der Tumor durch Neubildung von Blutgefäßen mit Nährstoffen versorgt wird. Krebszellen selbst verursachen erhöhte Konzentrationen an Radikalen. So schließt sich wiederum der Kreislauf in Bezug auf entzündliche Prozesse.

FREIE RADIKALE UND REAKTIVE SAUERSTOFFSPEZIES

Als Radikale werden Atome oder Moleküle bezeichnet, die besonders reaktionsfreudig sind. Zu ihnen gehören die Reaktiven Sauerstoffspezies, abgekürzt ROS. Sie enthalten Sauerstoffradikale und können Kettenreaktionen auslösen. ROS spielen bei vielen biologischen Reaktionen eine wichtige Rolle, können aber im Übermaß auch schädigend wirken. Radikale entstehen beispielsweise bei der Zellatmung und in Zellen des Immunsystems, um Erreger zu eliminieren. Sie können aber auch von außen aufgenommen werden, z. B. durch Umweltgifte, Alkohol oder Zigarettenrauch. Der Körper hat zahlreiche Mechanismen entwickelt, die ein Abfangen dieser Radikale ermöglicht. Enzymsysteme oder antioxidative Nahrungsbestandteile verhindern so eine durch Radikale ausgelöste Kettenreaktion, die auf Dauer zur Schädigung, Veränderung und Zerstörung gesunder Zellen führen kann. Viele Zivilisationskrankheiten werden in diesem Zusammenhang mit erhöhten Radikalkonzentrationen in Verbindung gebracht, wie z. B. Arteriosklerose, Diabetes und Alzheimer.

Entzündungen gehen grundsätzlich mit erhöhten ROS-Werten im Blut einher. Denn: Bei entzündlichen Prozessen versammeln sich Immunzellen, die Radikale bilden, um die Eindringlinge zu zerstören. Dies ist kurzfristig wünschenswert. Werden jedoch eigene Körperzellen zum Opfer der Radikale, lockt dies wiederum Zellen des Immunsystems an. Bei einer silent inflammation werden diese dauerhaft hohen ROS-Konzentrationen zum Problem für den Körper.

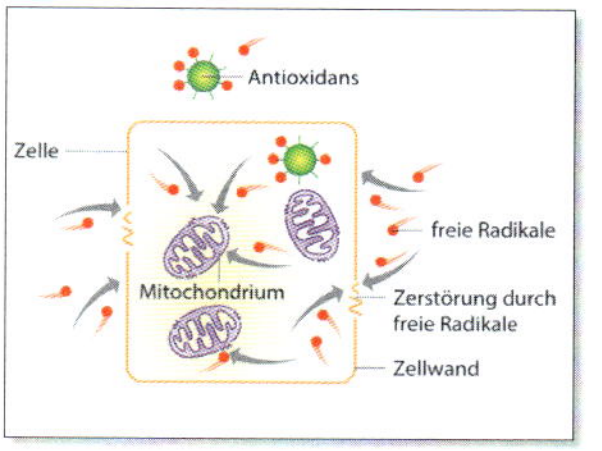

Diabetes

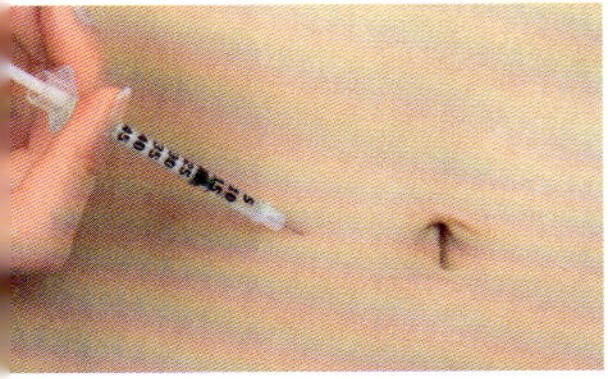

Weltweit sind schätzungsweise etwa 382 Millionen Menschen an Diabetes erkrankt. Bis 2035 soll sich diese Zahl etwa verdoppeln. Dabei tritt der Diabetes mellitus Typ-II häufiger auf als Typ-I. Während der Typ-I-Diabetes meist schon im Kindes- oder Jugendalter beginnt und überwiegend durch eine Fehlreaktion des Immunsystems begründet ist, liegen die Ursachen für den Typ-II-Diabetes in der Regel in ungesunder Ernährung, Übergewicht und mangelnder Bewegung. Dieser ungesunde Lebenswandel führt durch verschiedene Mechanismen dazu, dass sich zu viel Glukose im Blut befindet. Ein Typ-II Diabetes kann angefangen von einer geringen Insulinresistenz bis hin zu einem absoluten Fehlen von Insulin alles umfassen. Diabetes geht meist einher mit anderen Erkrankungen und ist Bestandteil des sogenannten Metabolischen Syndroms. Damit werden verschiedene Krankheiten und Risikofaktoren für Herz-Kreislauf-Erkrankungen zusammengefasst. Neben dem erhöhten Blutzuckerspiegel gehören starkes Übergewicht mit meist bauchbetonter Fetteinlagerung (Adipositas), Bluthochdruck und ein gestörter Fettstoffwechsel (Hyperlipidämie) zum Metabolischen Syndrom (siehe unten).

Die Zunahme von Diabetes Typ-II steht auch mit dem enormen Anstieg von Übergewicht und Fettleibigkeit in der Bevölkerung in Zusammenhang. Insulin wird in der Bauchspeicheldrüse gebildet und ist in unserem Körper für die Aufnahme von Zucker aus dem Blut in

Botenstoffe verursachen Insulinresistenz

die Zellen zuständig. So gelangt der wichtige Energiestoff in unsere Muskeln, ins Fettgewebe und in die Leber und wird dort entweder gespeichert oder direkt verbraucht. Im Verlauf einer Diabetes-Erkrankung sind die Zellen nicht mehr in der Lage, Insulin zu binden und Zucker aufzunehmen. Die Folge ist ein Anstieg des Blutzuckerspiegels im Blut. Daraufhin produziert die Bauchspeicheldrüse hohe Mengen des Hormons. Doch diese Überproduktion kann nicht auf Dauer aufrechterhalten werden. In der Folge wird kein Insulin mehr produziert und der Diabetes hat sich manifestiert.

Die Ursachen der Erkrankung sind vielfältig. Das Risiko, an Diabetes zu erkranken, kann vererbt werden. Der größte Risikofaktor ist jedoch das Übergewicht. Dabei spielt die Ernährung ebenfalls eine Rolle. Die körperliche Bewegung und der Stresspegel sind ebenfalls relevant. Unterschwellige Entzündungen können einen Diabetes verstärken oder sogar verursachen. Denn bei einer Entzündung werden erhöhte Mengen an Antikörpern gebildet, welche die Wirksamkeit des Insulins hemmen. Zudem fördern die Botenstoffe, die bei einer Entzündung ausgeschüttet werden, eine Insulinresistenz (insbesondere TNF-α). Bei übergewichtigen Personen mit leichter Insulinresistenz kann schon eine Gewichtsreduktion zu einer Verbesserung der Symptome führen, noch bevor sich die Krankheit manifestiert. Forscher haben außerdem festgestellt, dass ein Vitamin-D-Mangel das Erkrankungsrisiko für Diabetes erhöht.

Rheumatoide Arthritis und Osteoarthritis

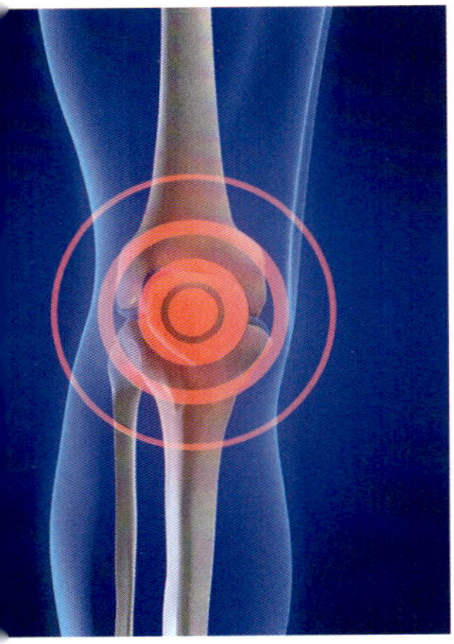

Die rheumatoide Arthritis ist eine chronische Entzündung der Gelenke. Auch sie entwickelt sich aus einer silent inflammation heraus, die wir anfangs gar nicht bemerken. Bei der rheumatoiden Arthritis richten sich die Zellen des Immunsystems gegen die körpereigenen Zellen in Knorpel und Zellen der Gelenke. Es handelt sich folglich um eine Autoimmunerkrankung, deren Ursache nicht erforscht ist. Fehlgeleitete Immunzellen wandern in das Gelenk ein und schütten übermäßig viele Botenstoffe aus. Dadurch locken sie weitere Immunzellen an den Ort des Geschehens und aktivieren zudem knochenabbauende Zellen. Im weiteren Verlauf der Erkrankung werden so Knorpel, Knochen und umgebendes Gewebe zerstört.

Meist erfolgt die Entzündung in Schüben. Sie lassen sich durch entzündungshemmende Mittel abschwächen. Die Zerstörung von Gewebe ist jedoch nicht reversibel. Eine Osteoarthritis, auch Arthrose genannt, ist als Gelenkverschleiß von der rheumatoiden Arthritis abzugrenzen. Hier spielen bei der Ursache eher Überbeanspruchungen eine Rolle, wie Übergewicht, schlecht verheilte Brüche oder Fehlstellungen im Skelett. Als Folge dieser Belastungen können Entzündungen in den Gelenken entstehen, die wiederum zur Zerstörung von Knochen und Gelenken führen.

In der Therapie werden verschiedene Wirkstoffe (s. u.) miteinander kombiniert, die in Studien langfristig antientzündliche Effekte auf die Gelenke gezeigt haben wie Chondroitin, Omega-3-Fettsäuren und Vitamin E (z. B. im Präparat Gelenk Komplex Dr. Wolz).

Chronisch-entzündliche Darmerkrankungen (CED)

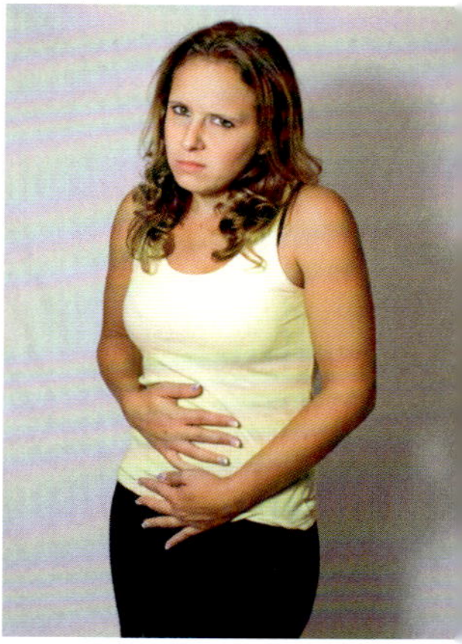

Bei chronisch-entzündlichen Darmerkrankungen treten im Darm wiederkehrend Entzündungen auf. Wichtigste Vertreter dieser Erkrankung sind die Colitis ulcerosa und Morbus Crohn. Die Colitis ulcerosa verursacht Geschwüre in der inneren Schleimhaut-Schicht des Dickdarms. Diese Entzündung der Darmschleimhaut beginnt am Mastdarm und breitet sich kontinuierlich unterschiedlich weit im Dickdarm aus. Am Anfang des Dickdarms bzw. am Übergang vom Dünndarm zum Dickdarm kommt die Colitis ulcerosa zum Stillstand. Damit unterscheidet sich die Colitis ulcerosa vom Morbus Crohn, der alle Bereiche des Verdauungstrakts befallen kann. Bei Morbus Crohn kann sich nicht nur die Darmschleimhaut oberflächlich entzünden, sondern es können auch auch tiefere Schichten der Darmwand betroffen sein. Typisch ist das sogenannte Pflasterrelief.

Die genauen Ursachen sind bisher nicht geklärt. Man vermutet, dass erbliche Veranlagung, Umweltfaktoren und die Fehlleitung des Immunsystems eine Rolle spielen. Teilweise werden chronisch-entzündliche Darmerkrankungen auch als psycho-somatische Erkrankungen eingeordnet, da durch Stress die Ausprägung der Symptome zunehmen kann. Bei Morbus Crohn und Colitis ulcerosa handelt es sich um Autoimmunerkrankungen, die in Schüben auftreten. Die Barriereeigenschaft der Darmwand ist dabei herabgesetzt und führt dazu, dass Nahrungsbestandteile (Proteine) und Erreger oder deren Gifte in die Darmwand eindringen können. Dies wiederum aktiviert das Immunsystem und führt zu Entzündungsreaktionen an oder hinter der Darmwand. Die Ausschüttung von TNF-α führt zu einer Art Kettenreaktion, die ein Abklingen der Entzündung unmöglich macht. Oft ist bei Morbus Crohn der Dünndarm, bei Colitis ulcerosa der Dickdarm betroffen. Die Folgen sind Schmerzen, Durchfall, Mangel an Nährstoffen aufgrund der fehlenden Aufnahme über die Darmzellen sowie Gewichtsverlust. Die chronische Entzündung kann sich im Laufe der Zeit auch auf andere Organe oder Gewebe ausweiten.

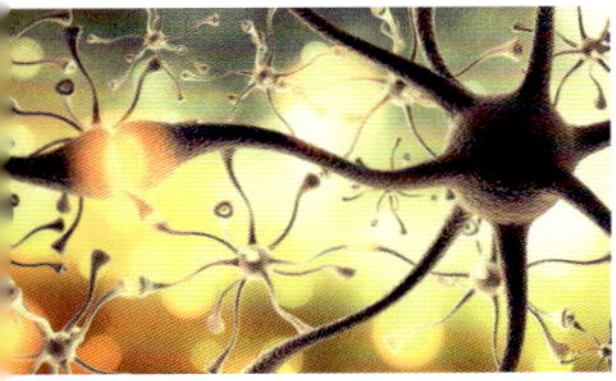

Neurodegenerative Erkrankungen

Das Auftreten von Alzheimer-Demenz nimmt in den letzten Jahren immer weiter zu. Die genauen Ursachen und Auslöser der Erkrankung sind noch nicht erforscht. Klar ist jedoch, dass es eine gewisse erbliche Verlangung für Alzheimer gibt. Aber auch Umweltfaktoren könnten eine Rolle spielen. Insbesondere steht Aluminium in Verdacht, Alzheimer auszulösen. Weitere Risikofaktoren sind Diabetes, Bluthochdruck, hohe

Cholesterinwerte oder erlittene Schlaganfälle. Im Gehirn von Betroffenen bilden sich Ablagerungen aus Eiweißstoffen, die sich an die Nervenzellen binden und sie wie eine Isolierschicht umgeben. Dadurch können keine Nervenreize mehr weitergeleitet werden. Die Folge sind Verhaltensauffälligkeiten und Vergesslichkeit. Forscher konnten zeigen, dass diese Ablagerungen und das Absterben der Nervenzellen im Gehirn auch auf Entzündungen zurückzuführen sind. Insbesondere durch erhöhte Radikalkonzentrationen, z. B. durch dauerhaften Stress, werden vermehrt Immunzellen angelockt und lösen eine silent inflammation im Gehirn aus.

Metabolisches Syndrom/Übergewicht/ Fettleibigkeit

Das metabolische Syndrom, auch als „tödliches Quartett" bezeichnet, setzt sich aus vier verschiedenen Faktoren zusammen (siehe Abbildung 7). Es ist beinhaltet in der Regel Übergewicht oder Fettleibigkeit, Bluthochdruck, Störungen des Fettstoffwechsels und eine mehr oder weniger stark ausgeprägte Insulinresistenz. Die Ursachen liegen meist in einer zu kalorienreichen Ernährung und in einem Mangel an Bewegung begründet. Dementsprechend bestehen die Empfehlungen für eine Therapie in einer Änderung des Lebensstils und einer Ernährungsumstellung.

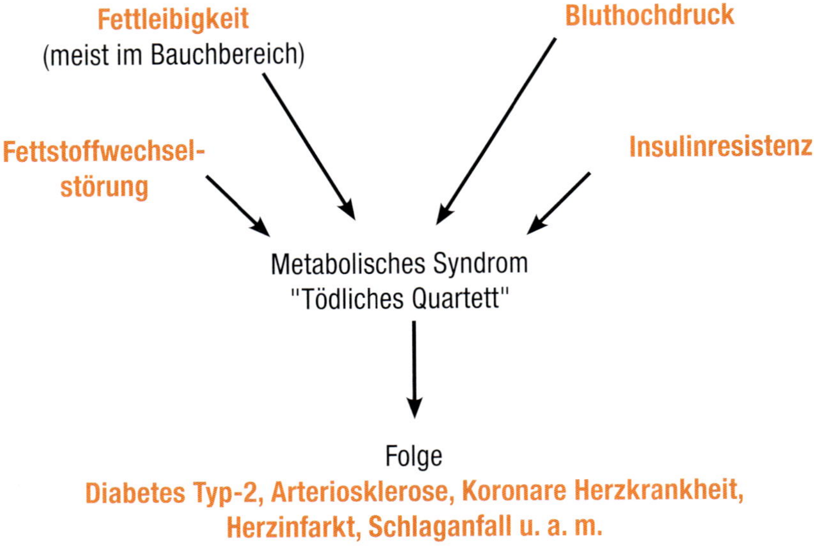

Abbildung 7: Das metabolisches Syndrom und seine Folgen

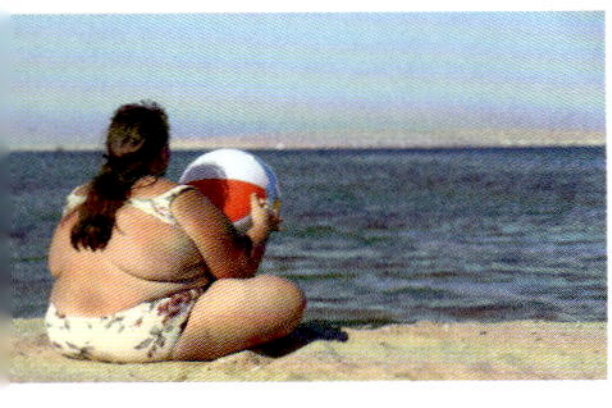

Ein erhöhter Anteil an Fettgewebe geht meist auch mit einem veränderten Immunstatus einher. Es werden vermehrt Botenstoffe gebildeten (TNF-α, CRP, Interleukine), die auch im Blutbild nachweisbar sind. Die Anzahl an Immunzellen im Fettgewebe steigt ebenfalls. Fresszellen verdauen vermutlich zusätzlich Fettzellen und halten die Entzündung aufrecht. Zudem steigt die Belastung an Radikalen durch die silent inflammation, was wiederum andere schwerwiegende Zellschäden zur Folge haben kann.

TEIL 2

Wie sich Entzündungen eindämmen lassen

Entzündungen werden oft erst zu spät bemerkt

Im Teil 1 haben wir erfahren, dass unterschwellige Entzündungsprozesse für einen Großteil an Erkrankungen verantwortlich sind. Und nicht nur das: Es sollte auch deutlich geworden sein, dass aufgrund der sich rapide verändernden Umweltbedingungen (Feinstaub, Weichmacher, Fastfood) ein großes Reservoir an Risikofaktoren entstanden ist, die Entzündungen auslösen. Die Häufigkeit der chronischen Infektionskrankheiten, die durch unterschwellige Entzündungen – die silent inflammation – ausgelöst werden, hat in den letzten Jahren in erschreckendem Maße zugenommen. Und das Problem liegt eben genau darin, dass diese Entzündungsprozesse so unterschwellig ablaufen, dass wir sie erst bemerken, wenn sie sich in einer konkreten Erkrankung manifestiert haben – aber dann kann es zu spät sein!

Wenn Sie nach der Lektüre von Teil 1 nun besorgt sind, kann im Teil 2 teilweise wieder Entwarnung gegeben werden. Denn unterschwellige Entzündungen lassen sich vermeiden oder eindämmen. Ob „detox“ oder anti-entzündliche Diät – die Empfehlungen zur Vermeidung und Eindämmung von Entzündungen sind

Schon kleine Maßnahmen können viel bewirken

vielfältig. Allerdings sind sie nur schwer auf ihre Seriosität zu überprüfen. Auch finden sich insbesondere im Internet zahlreiche „Wundermittel" gegen alle Arten von Entzündungen und Immunschwächen. Tatsächlich weiß man heute, dass wir durch unser eigenes Handeln zahlreiche entzündliche Prozesse beeinflussen können, sei es durch den Lebenswandel oder die Ernährung. Welche Veränderungen sinnvoll sind und welche Nahrungsbestandteile uns vielleicht sogar im Kampf gegen unterschwellige Entzündungen helfen können, darüber sollen die folgenden Kapitel Aufschluss geben.

Lebenswandel: Stress vermeiden, sportlich aktiv sein

Unser Lebenswandel spielt bei der Vermeidung von Entzündungen eine ganz besondere Rolle. Wir arbeiten viel, sind meist einem enormen Stresslevel ausgesetzt und die Bewegung bleibt dabei meist auf der Strecke. Dabei unterscheidet man positiven Stress, der uns meist motiviert und uns zu Höchstleistungen antreibt, und negativen Stress. Dieser können von außen oder innen auf uns einwirken. Beispielsweise kann andauernder Lärm oder Abgase in der Luft bei uns Stress auslösen. Möglich sind aber auch psychosoziale Faktoren, wie Mobbing oder das Erfüllen von Erwartungshaltungen anderer Menschen. Diese Arten von negativem Stress lösen bei uns, teilweise unbemerkt, vielfältige Reaktionen im Körper aus. Es werden Stresshormone ausgeschüttet, die evolutionsbiologisch für uns überlebenswichtig waren. Bei Gefahren oder eben auch Stress werden Adrenalin, Noradrenalin und Cortisol ausgeschüttet. Die Folge einer dauerhaften und übermäßigen Ausschüttung betreffen verschiedene Organe und Systeme unseres Körpers. Besonders gut ist der Zusammenhang von Stress und dem Auftreten von Erkältungskrankheiten und Herpes erforscht. Bei Autoimmunkrankheiten, wie chronisch-entzündlichen Darmerkrankungen, können Schübe ausgelöst werden. Dies ist auf die Aktivierung des Immunsystems zurückzuführen. Auch Stress kann eine silent inflammation verursachen. Unser Blutdruck steigt bei Stress, was wiederum zu Gefäßschädigungen führen kann. Die Folge sind möglicherweise Arteriosklerose, Herzinfarkt oder Schlaganfall. Bei Stress spannen wir die Muskeln an. Dies kann zu Verspannungen und Schmerzen, z. B. im Rücken, führen. Besonders psychosozialer Stress kann zu Übergewicht führen. Auf Zellebene werden bei Stress vermehrt Radikale gebildet, die der Körper wiederum bekämpfen muss.

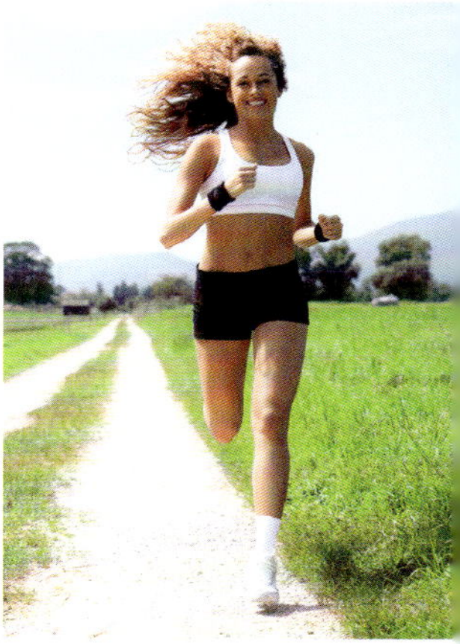

Sportlich aktiv zu sein hilft, Stress zu vermeiden. Gleichzeitig werden positive Hormone ausgeschüttet. Dies muss nicht unbedingt bedeuten, ins Fitnessstudio zu gehen und sich gänzlich zu verausgaben. Schon 20 bis 30 Minuten pro Tag an der frischen Luft bei einem Spaziergang können zum Stressabbau beitragen. Gehen Sie kurze Wege möglichst zu Fuß oder nehmen sie die Treppen statt dem Aufzug.

Um Stress im Alltag zu vermeiden, sollte man zunächst mögliche Stressoren identifizieren. Ist es Stress am Arbeitsplatz, zu Hause oder in der Freizeit? Zu viele Verpflichtungen und Termine auch außerhalb der Arbeit (z. B. Vereinstätigkeit) können vor allem bei schlechtem Zeitmanagement Stress verursachen, genauso wie Unordnung im Haushalt. Hat man diese Gründe für sich selber aufgedeckt, kann man ihnen aktiv entgegenwirken. Auch Entspannungsübungen oder Meditation tragen zur Stressvermeidung bei. Daneben gibt es auch Pflanzenextrakte, die die Entspannung unterstützen, z. B. bei Schlafstörungen (Lavendel, Hopfen, Curcumin) oder bei depressiven Verstimmungen (Safran, Rhodiola).

Übergewicht abbauen

Von A wie Atkins-Diät bis Z wie Zwieback-Diät. Die Ideen für Ernährungsempfehlungen zur Gewichtsreduktion sind vielfältig und kreativ. Jedoch führen sie meist nicht zum gewünschten Erfolg. Das Gewicht fällt im Laufe der Diät und steigt wieder, sobald die Diät zu Ende und der Speiseplan wie vorher aussieht – der berühmte Jo-Jo-Effekt tritt ein. Um nachhaltig Gewicht zu verlieren, muss meist die Ernährung komplett umgestellt werden.

Gleichzeitig muss der täglichen körperlichen Bewegung ein Platz und ein Stellenwert eingeräumt werden.

Dies erfordert Disziplin und ein gewisses Durchhaltevermögen. Die positiven Effekte einer solchen Gewichtsreduktion auf den Körper sind jedoch lohnenswert. In Bezug auf Entzündungen bedeutet eine Verringerung des Körperfettanteils gleichzeitig eine geringere Ausschüttung von Botenstoffen und ein ausgeglichenes Immunsystem. Gleichzeitig werden zahlreiche Folgeerkrankungen vermieden.

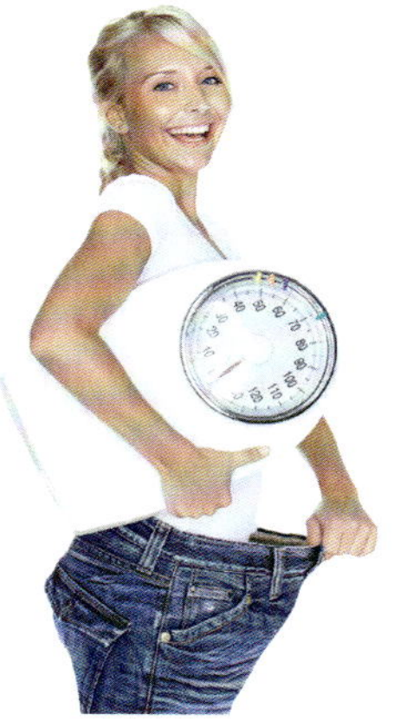

Um Gewicht zu reduzieren, ist es oft sinnvoll, sich den Rat von Ernährungsberatern einzuholen. Dies übernimmt in der Regel auch die Krankenkasse. Sinnvoll ist es zunächst, seinen Ernährungsstil zu hinterfragen. Wie viel Fleisch und Wurst esse ich? Wie viel Fisch und wie viel Obst und Gemüse? Denn: Wird mehr Obst und vor allem Gemüse gegessen, reduziert sich die Kalorienaufnahme oft schon deutlich. Zudem werden mehr Mikronährstoffe aufgenommen, die antientzündlich wirken (siehe Kasten unten). Einen groben Überblick über eine ausgewogene Ernährung geben die zehn Regeln der DGE:

1. *Möglichst vielfältige Lebensmittelauswahl*
2. *Reichlich Vollkorn-Getreideprodukte und Kartoffeln*
3. *„5 am Tag“ Gemüse und Obst*
4. *Milch und Milchprodukte täglich, Fisch ein- bis zweimal in der Woche, Fleisch, Wurstwaren sowie Eier in Maßen*
5. *Möglichst wenig Fett und fettreiche Lebensmittel (Pflanzenöle bevorzugen)*
6. *Zucker und Salz in Maßen*

7. *Mindestens 1,5 l Flüssigkeit am Tag, bevorzugt Wasser*
8. *Lebensmittel schonend zubereiten*
9. *Sich Zeit nehmen und genießen*
10. *Auf das Gewicht achten und in Bewegung bleiben*

Grundsätzlich kann Gewicht nur reduziert werden, wenn die Energiebilanz negativ ist. Das lässt sich allein durch Sport und Bewegung nur teilweise erreichen. Besonders viele „versteckte" Kalorien stecken in Softdrinks und Fertigprodukten. Aber auch alkoholische Getränke weisen eine hohe Energiedichte auf.

Ernährung umstellen

Die Ernährung spielt in Bezug auf unterschwellige Entzündungsprozesse eine besondere Rolle. Denn ja, man kann sich in der Tat entzündungshemmend oder entzündungsfördernd ernähren! Zahlreiche Bestandteile unserer täglichen Ernährung enthalten Substanzen, die nachweislich Entzündungen vorbeugen oder eindämmen können. So gibt es viele Lebensmittel, denen wir wenig Bedeutung beimessen, die jedoch hoch effektive Entzündungshemmer sind. Tabelle 1 fasst zusammen, um welche Stoffe es sich handelt, worin sie enthalten sind und wie viel wir davon aufnehmen sollten.

Tabelle 1: Substanzen in Lebensmitteln, die entzündungshemmend wirken

Entzündungshemmend wirkende Substanz	Reichlich enthalten in	Zufuhrempfehlung/geschätzte Aufnahme pro Tag
Omega-3-Fettsäuren	Fisch, Pflanzenöl	250 mg
Vitamin D	Fisch, Avocado, Milchprodukte	5-10 µg
Vitamin E	Pflanzenöl	12-15 mg Tocopheroläquivalent
Vitamin C	Grüne Paprika, Zitrusfrüchte, Kohl	100 mg
Arginin	Nüsse, Vollkorn	1-5 g
Kupfer	Nüsse, Kakao, Hülsenfrüchte, Vollkorn	1-1,5 mg
Selen	Fisch, Vollkorn, Nüsse, Pilze	30-70 µg
Zink	Vollkorn, Milchprodukte, Eier	10 mg
Probiotika	Probiotischer Joghurt und Zusatzpräparate	–
Ballaststoffe	Vollkorn, Obst, Gemüse	30 g
Sekundäre Pflanzenstoffe	Obst, Gemüse, Gewürze, Tee, Kaffee	1,5-2,5 g

Omega-3-Fettsäuren

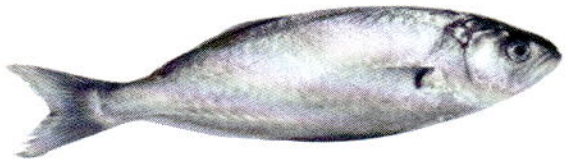

Omega-3-Fettsäuren gehören zu den essentiellen Fettsäuren, d. h., der Körper kann sie nicht selber herstellen, sondern ist auf eine Zufuhr über die Nahrung angewiesen. Wichtige Vertreter diese Substanzklasse sind die α-Linolensäure, die Eicosapentaensäure (EPA) und die Docosahexaensäure (DHA). In größeren Mengen finden wir diese Fettsäuren in Algen, Pflanzen(-öl) und Fisch. Besonders Leinöl zeichnet sich durch seinen hohen Gehalt aus. Fische, wie Lachs oder Hering enthalten immerhin bis zu zwei Prozent Omega-3-Fettsäuren. Die Empfehlung der Gesundheitsorganisationen lautet: 250 mg Eicosapentaensäure und/oder Docosahexaensäure täglich. Diese Menge ist für die meisten schwierig zu erreichen. Statistisch gesehen essen wir ca. 260 g Fisch pro Woche. Damit alleine wäre unser Bedarf bei Weitem nicht gedeckt. Eine Abhilfe können Fischölkapseln schaffen, die Omega-3-Fettsäuren in definierter Form enthalten und gut bioverfügbar sind.

In Bezug auf Entzündungen spielen Omega-3-Fettsäuren eine herausragende Rolle. Immunzellen bilden aus Arachidonsäure (einer Omega-6-Fettsäure) entzündungsfördernde Botenstoffe. Omega-3-Fettsäuren unterdrücken diese Produktion und führen so zu geringeren Blutspiegeln dieser Signalstoffe. Dies wirkt sich besonders auf Autoimmunerkrankungen positiv aus. Hinzu kommt, dass eine Ernährung mit hohem Anteil an Omega-6-Fettsäuren meist automatisch mit einer niedrigeren Aufnahme von Omega-3 aus Fisch einhergeht. In Deutschland findet sich ein Verhältnis von Omega-6 zu Omega-3 von 15:1 bis 30:1. Empfehlenswert ist aber ein Wert von 5:1. Wird dieses ungünstige Verhältnis durch mehr Seefisch auf dem Speiseplan oder Fischölkapseln aufgebrochen, werden die Symptome einer Entzündung verbessert.

Vitamine (Vitamin D, C, E)

Auf ausreichende Vitamin-Zufuhr achten

Die fettlöslichen Vitamine D und E sowie das wasserlösliche Vitamin C sind bekannt für ihre antioxidativen Eigenschaften. Sie werden zudem häufig in Zusammenhang mit Infektanfälligkeit gebracht. Dies beruht auf ihrem hohen Potenzial, Radikale abzufangen, die bei einem Infekt in größerem Umfang anfallen können. Sie schützen Immunzellen außerdem vor einer Selbstzerstörung und hemmen die Bildung von entzündungsfördernden Botenstoffen. Insbesondere die Aufnahme von Vitamin D liegt in Deutschland eher unter der Empfehlung. Besonders in den Wintermonaten, in denen weniger Vitamin D über die Haut durch Sonneneinstrahlung gebildet werden kann, sind die Gehalte im Blut zu gering. Schwangere, Stillende, ältere Menschen und Kinder zählen zu den Risikogruppen, deren Versorgung oftmals nicht gewährleistet ist.

Eine Aufnahme von Vitamin E und C zusammen ist sinnvoll. Wird Vitamin E bei der Bekämpfung von freien Radikalen eingesetzt und „verbraucht", kann es von Vitamin C wieder regeneriert werden. Pflanzliche

Öle, wie Olivenöl, sind reich an Vitamin E. Vitamin D kommt hingegen eher in tierischen Lebensmitteln, wie Fisch, vor. Hohe Vitamin-C-Gehalte finden sich in reifen Zitrusfrüchten oder grünem Gemüse.

Arginin ist wichtig für den normalen Blutdruck und das Immunsystem

Aminosäuren (Arginin)

Arginin zählt zu den halb-essentiellen Aminosäuren. Es wird innerhalb des Harnstoffwechsels produziert. Die entstehende Menge ist jedoch nicht immer ausreichend. Insbesondere bei Heranwachsenden, stark unter Stress stehenden, immungeschwächten oder frisch operierten Personen ist der Bedarf an Arginin erhöht. Die Aufnahme über die normale Mischkost reicht dann oft nicht aus. Größere Mengen dieser Aminosäure sind in Nüssen, Körnern, Fisch und Fleisch enthalten. Es finden sich zahlreiche Ergänzungspräparate auf dem Markt. Allerdings sollte eine Nahrungsergänzung einen Wert von 1 g pro Tag nicht überschreiten.

Arginin ist die Vorstufe von Stickoxid (NO). Dieser wichtige Botenstoff dient dazu, unsere Gefäße zu erweitern und die glatte Muskulatur zu entspannen. Wird ausreichend NO produziert, sinkt der Blutdruck. Die Aminosäure nimmt auch Einfluss auf unser Immunsystem. Beispielsweise wird bei Verletzungen die Funktion der T-Zellen und der Fresszellen verbessert. Ein Mangel an Arginin hat eine verminderte Bildung von B-Zellen zur Folge. Dadurch werden unter Umständen zu wenig Antikörper produziert, was bei einer

Infektion schwerwiegende Folgen haben kann. Allgemein scheint Arginin auch den antioxidativen Status im Körper zu verbessern. Diese Wirkungen können folglich eine silent inflammation positiv beeinflussen.

Mineralstoffe (Kupfer, Selen, Zink)

Mineralstoffe und Spurenelemente sind wichtige Bestandteile des antioxidativen Systems

Zink kommt in bedeutenden Mengen in tierischen Lebensmitteln vor. Geringere Gehalte finden sich in Obst und Gemüse. Bei Getreide hängt die Konzentration dieses Spurenelements stark vom Ausmahlungsgrad der Körner ab. Wie auch bei anderen Spurenelementen sind die Gehalte in den Randschichten am höchsten. Deswegen sollten Vollkornprodukte immer bevorzugt werden. Wie auch Kupfer und Selen, sind diese Stoffe wichtiger Bestandteil zahlreicher Enzyme des Körpers. Ein Mangel an Zink führt beispielsweise zu Immunschwäche, verminderter Wundheilung und Haarausfall. Großen Einfluss hat es auch auf die Bildung von T-Zellen. Als Bestandteil zahlreicher antioxidativer Enzyme, spielt es bei der Bekämpfung von freien Radikalen eine herausragende Rolle. Die Empfehlung von 7 bis 10 mg Zink pro Tag wird in der Regel durch eine normale Mischkost erreicht. Jedoch steigt der Bedarf in besonderen Situationen an, wie bei Infektionen, Verletzungen, Stress usw.

Kupfer hat ähnliche Eigenschaften und Aufgaben im Körper wie Zink, auch in Hinblick auf das Immunsystem und Entzündungsprozesse. Allerdings findet sich dieses Spurenelement eher in pflanzlichen Lebensmitteln (außer Innereien). Eine Unterversorgung ist bei gesunden Personen unwahrscheinlich. Die Empfehlung der Deutschen Gesellschaft für Ernährung liegt bei 1 bis 1,5 g pro Tag.

Der Gehalt von Selen in Lebensmitteln pflanzlichen und tierischen Ursprungs ist abhängig von den Konzentrationen in den Böden. Da Selen größtenteils an Protein gebunden ist, sind nennenswerte Quellen für dieses Spurenelement eher tierischer Herkunft. Die Gehalte in Pflanzen schwanken je nach geografischer Lage extrem. Selen ist ebenfalls Bestandteil von antioxidativen Enzymen. Es hat aber auch starken Einfluss auf das Immunsystem. Die Aktivität und Bildung von Immunzellen und ihrer Botenstoffe sind abhängig vom Selenstatus der Körperzellen. Die Aktivität antioxidativer Vitamine hängt ebenfalls von ausreichenden Selenkonzentrationen ab. Die Selenaufnahme in Deutschland liegt eher unter den Empfehlungen von 30 bis 70 µg pro Tag. Steigt der Bedarf durch bestimmte Erkrankungen oder eine silent inflammation noch zusätzlich an, sollte Selen supplementiert werden.

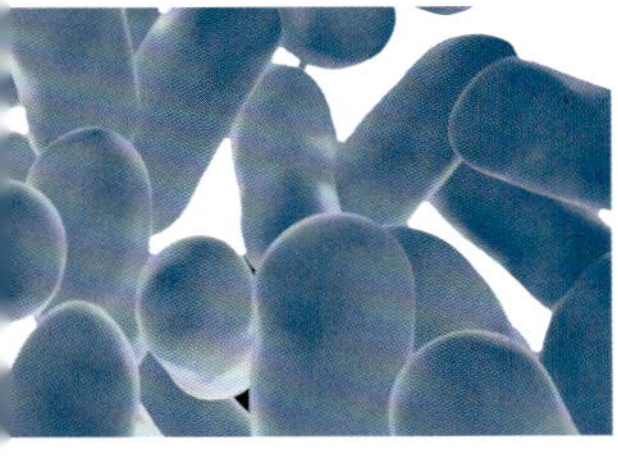

Probiotika

Probiotische Lebensmittel oder Nahrungsergänzungen enthalten lebende Mikroorganismen, die in den Darmtrakt gelangen und dort gesundheitsfördernde Wirkung entfalten. Beispiele für Probiotika sind Hefen oder Milchsäurebakterien, aber auch fermentierte Lebensmittel aus der asiatischen Küche zählen dazu. Sie bringen die Darmflora ins Gleichgewicht, d. h., sie siedeln sich im Darm an, bilden dort kurzkettige Fettsäuren und verdrängen krankmachende Keime (siehe Exkurs). Durch ihre vielfältigen gesundheitsfördernden Wirkungen mindern sie auch die Entwicklung unterschwelliger Entzündungsprozesse. So produzieren Probiotika zum Beispiel antimikrobiell wirksame Bakteriozidine und Fettsäuren. Dadurch werden das Wachstum und Überleben von Krankheitskeimen, die Entzündungen auslösen könnten, behindert.

Ballaststoffe

Ballaststoffe wirken im Darm entzündungshemmend

Ballaststoffe zählen zu den präbiotischen Lebensmitteln. Sie bestehen aus unverdaubaren, komplexen Zuckermolekülen, die in den Dickdarm gelangen und dort das Wachstum bestimmter, gesundheitlich positiver Bakterien fördern. Dadurch wird die Darmflora positiv beeinflusst. Beispiele für Präbiotika sind Inulin oder Pektin.

Ballaststoffe sind in der Lage, Giftstoffe, die bei der Verdauung von Nahrung entstehen können, zu binden. Dadurch werden sie ausgeschieden, statt über die Darmwand in den Körper einzudringen und womöglich Entzündungsreaktionen auszulösen.

Sie fördern darüber hinaus die natürliche Darmflora. Dadurch können sich weniger unerwünschte Keime ansiedeln, die vom Immunsystem womöglich bekämpft werden müssen. Es werden weniger Immunzellen benötigt und weniger Botenstoffe ausgeschüttet.

Ballaststoffe werden von den Bakterien des Darms zu kurzkettigen Fettsäuren abgebaut. Diese Fettsäuren wirken direkt im Darm entzündungshemmend oder können aufgenommen werden und zu anderen Organen oder Zielgeweben transportiert werden. Eine ballaststoffreiche Ernährung enthält gleichzeitig vermehrt Vitalstoffe wie zum Beispiel sekundäre Pflanzenstoffe. Diese wiederum wirken ebenfalls entzündungshemmend.

Höhere Mengen an Ballaststoffen haben zudem einen positiven Nebeneffekt: Sie haben weniger Kalorien als andere Kohlenhydrate und senken den Glykämischen Index. Dies hat wiederum positive Effekte auf die Ausschüttung von Insulin. Außerdem sättigen sie besser und über einen längeren Zeitraum. Das hat ebenfalls Vorteile bei einer Gewichtsreduktion.

Die Deutschen Gesellschaft für Ernährung empfiehlt, 30 g pro Tag aufzunehmen. Dies wird aus verschiedenen Gründen oft nicht erreicht. Die Lebensmittel sind oft so verarbeitet, dass die Gehalte an diesen Substanzen viel zu gering sind. Beispiele für Ballaststoffgehalte in Lebensmitteln finden sich in Abbildung 8.

Ballaststoffgehalte verschiedener Lebensmittel

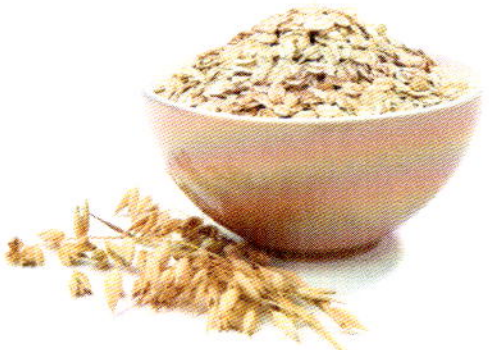

Haferlocken
9,5 g / 100 g

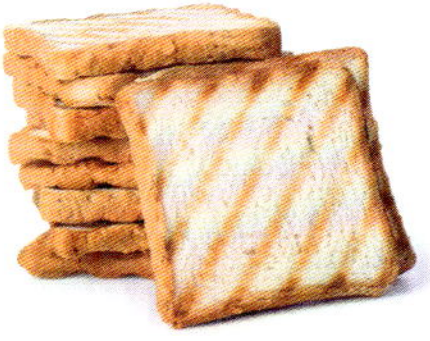

Toastbrot
3,8 g / 100 g

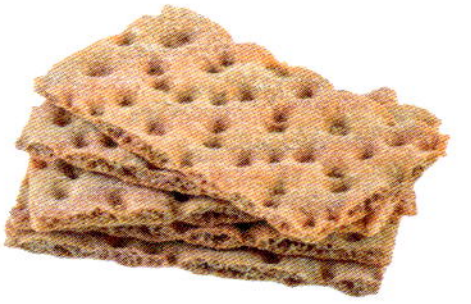

Roggenknäckebrot
14,1 g / 100 g

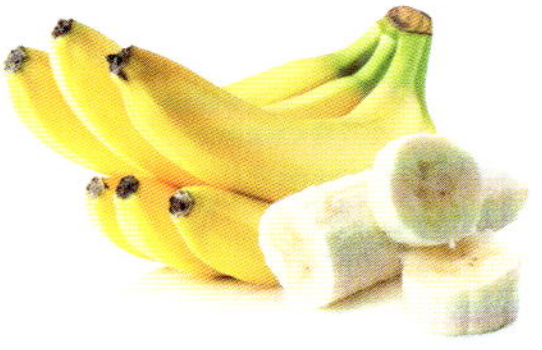

Banane
2 g / 100 g

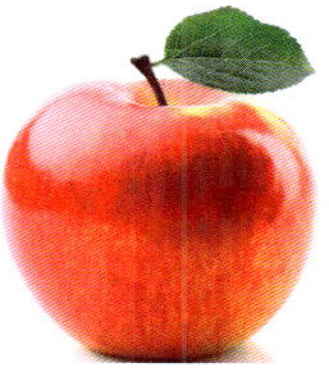

Apfel
2,3 g / 100 g

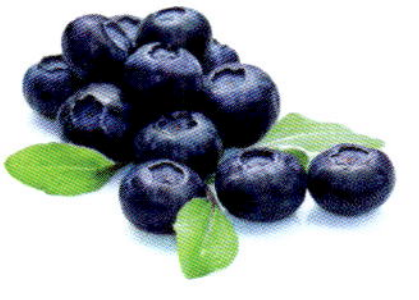

Heidelbeeren
14,9 g / 100 g

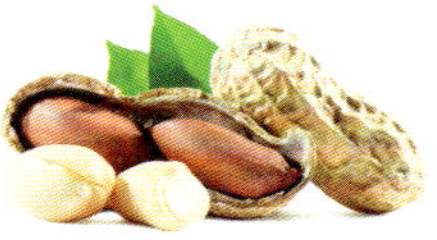

Erdnüsse
7,1 g / 100 g

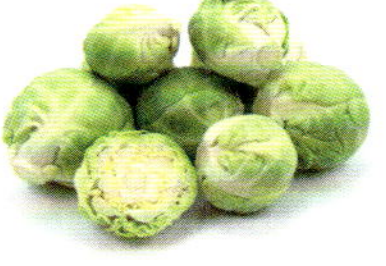

Rosenkohl
4,4 g / 100 g

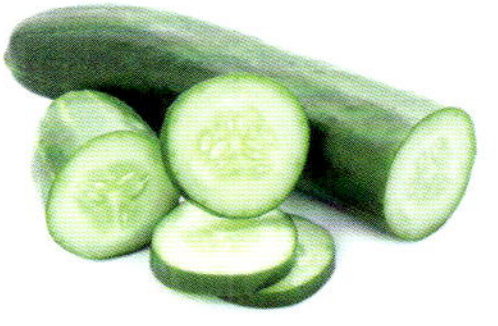

Gurke
0,9 g / 100 g

Abbildung 8: Ballaststoffgehalte ausgewählter Lebensmittel

Exkurs: Der Darm als größtes Immunorgan des Körpers

Der Darm ist unser größtes Immunorgan im Körper. Oft kommen wir über den Darm in Kontakt mit krankmachenden Keimen. Der Darm ist also die erste Barriere, die Bakterien oder Viren überwinden müssen. Die wissenschaftliche Forschung hat bereits herausgefunden, dass zwischen Gesundheit und Darmflora ein enger Zusammenhang besteht. Gerät der Darm aus dem Gleichgewicht, kann dies Folgen auf alle möglichen Systeme und Organe unseres Körpers haben – auch Entzündungsprozesse können dadurch ausgelöst werden.

Man geht davon aus,
dass die Darmflora Einfluss nimmt auf:

- die Regelung des Appetits
- den Energiestoffwechsel
- Übergewicht
- Diabetes
- Immunfunktionen
- Allergien
- Kardiovaskuläre Erkrankungen
- Krebs
- Chronische Darmerkrankungen
- Verhaltensstörungen

Daraus lässt sich das Potenzial ableiten, welches jeder Mensch selbst durch die Auswahl bestimmter Nahrungsbestandteile ausschöpfen kann. Durch die gezielte Aufnahme beispielsweise von Ballaststoffen, Pro- und Präbiotika oder auch sekundären Pflanzenstoffen kann folglich die Darmflora positiv beeinflusst werden. Bei der Wahl des geeigneten Probiotikums sollte auf eine möglichst hohe Keimzahl geachtet werden (zu empfehlen: Darmflora plus select Dr. Wolz mit 48 Milliarden Bakterien pro Tagesdosis).

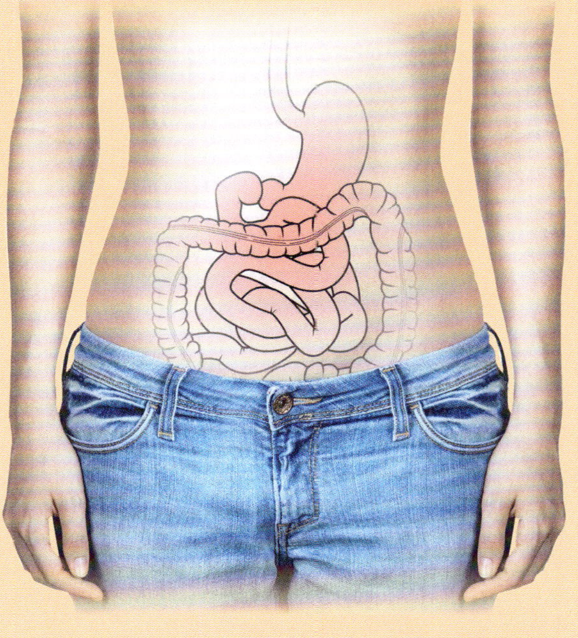

Sekundäre Pflanzenstoffe

Sekundäre Pflanzenstoffe sind bioaktive Substanzen, die nur in Pflanzen gebildet werden. Diese Stoffe, die den Pflanzen und Früchten Farbe, Duft oder Geschmack verleihen, sind der eigentliche Grund dafür, warum Obst und Gemüse so gesund sind. Gerade in Bezug auf die silent inflammation spielen sie eine wichtige präventive Rolle, weil sie über ein sehr hohes entzündungshemmendes Potenzial verfügen. Sie werden aber meist in zu geringen Mengen aufgenommen. Dies liegt auch in ihrer teilweise geringen Bioverfügbarkeit begründet. Das bedeutet, der Körper ist nicht in der Lage, die teilweise niedrigen, aufgenommenen Mengen aus der Nahrung über den Darm zu den Zielorganen zu transportieren. Eine höhere Aufnahme kann das kompensieren. Im Folgenden wird auf die sekundären Pflanzenstoffe genauer eingegangen.

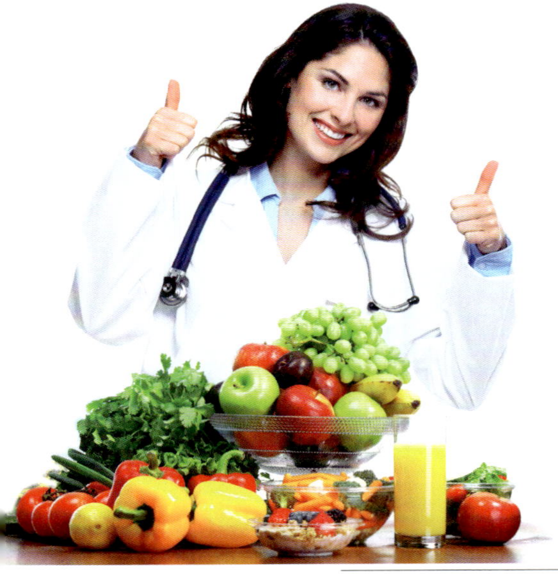

DIE DEUTSCHEN ESSEN ZU WENIG OBST UND GEMÜSE:

KAMPAGNE „5 AM TAG“

Laut nationaler Verzehrstudie des Max-Rubner-Instituts (MRI) wird die derzeitige Empfehlung der DGE, 400 g Gemüse pro Tag zu essen, von 87,4 Prozent der Erwachsenen nicht erreicht. 59 Prozent der Bevölkerung unterschreiten ebenfalls die Empfehlung, 250 g Obst pro Tag zu verzehren. Ähnliche Ergebnisse zeigen Befragungen bei Kindern und Jugendlichen. Dies hat verschiedene Gründe:

- Zeitmangel (bei Berufstätigen)
- Probleme beim Kauen und Schlucken (aufgrund von Krankheiten)
- Mangelnde Aufnahme aufgrund von Darmkrankheiten oder Stoffwechselstörungen
- Mangelnder Appetit im Alter oder aufgrund von Krankheiten
- Ablehnung aufgrund des Geschmacks von Obst und Gemüse bei Kindern und Erwachsenen
- Mangelnde Lust, sich Obst und Gemüse verzehrfähig zuzubereiten
- Verdauungsprobleme (z. B. Ballaststoffe, Fruktose)

Um auf die Notwendigkeit eines höheren Obst - und Gemüsekonsum aufmerksam zu machen, wurde von der DGE die „5 am Tag“-Kampagne ins Leben gerufen. Die zentrale Botschaft beinhaltet, fünf Portionen Obst und Gemüse pro Tag zu sich zu nehmen. Dabei sollten zwei Portionen Obst und drei Portionen Gemüse gegessen werden. Eine Portion beinhaltet etwa die Menge, die in eine Hand hineinpassen. Eine Tagesration könnte also folgendermaßen aussehen:

- Ein Apfel
- Ein Glas roter Traubensaft (100 Prozent Saft !!!) oder Smoothie
- Eine Handvoll Gemüse als Beilage zum Mittagessen
- Eine Schale Salat
- Zwei größere Tomaten

Eine solche Menge Obst und Gemüse zu essen, hat viele positive Effekte auf den Körper. Neben den wichtigen Vitaminen und Mineralstoffen enthalten sie zahlreiche sekundäre Pflanzenstoffe. Außerdem fördern die enthaltenen Ballaststoffe die Verdauung und helfen, Gewicht zu reduzieren. Denn Obst und vor allem Gemüse haben nicht nur eine niedrige Energiedichte, sondern auch eine hohe Nährstoffdichte.

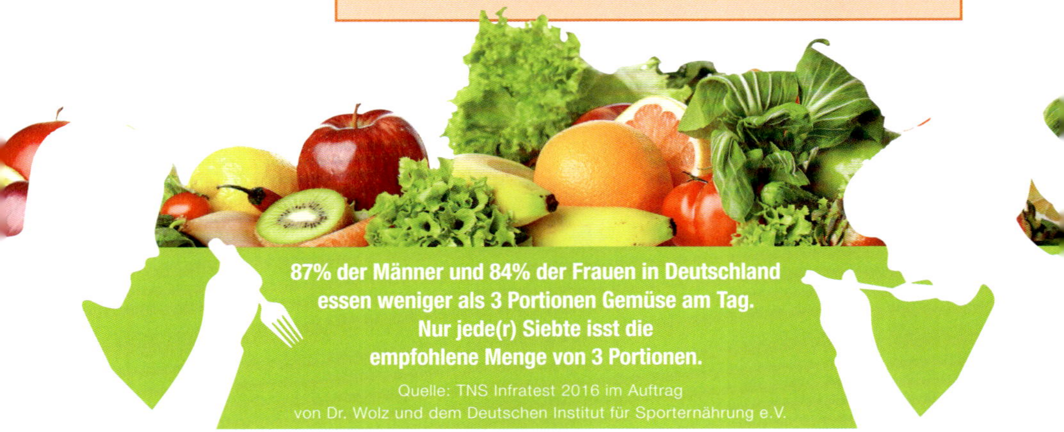
87% der Männer und 84% der Frauen in Deutschland
essen weniger als 3 Portionen Gemüse am Tag.
Nur jede(r) Siebte isst die
empfohlene Menge von 3 Portionen.
Quelle: TNS Infratest 2016 im Auftrag
von Dr. Wolz und dem Deutschen Institut für Sporternährung e.V.

4 VON 5 DEUTSCHEN ESSEN ZU WENIG GEMÜSE!

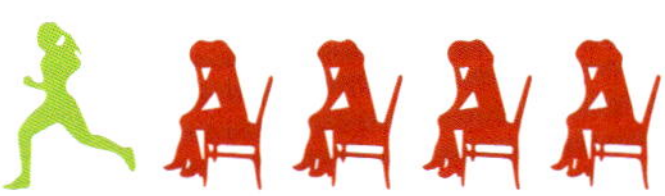

Die langfristigen Folgen sind körperliche Schwäche, Antriebslosigkeit, Müdigkeit, Verdauungsstörungen, anfälliges Immunsystem sowie erhöhtes Herz-Kreislauf-Risiko.

Mit sekundären Pflanzenstoffen gegen Entzündungen

Ein hoher Obst- und Gemüsekonsum kann Entzündungen vorbeugen oder eindämmen

Wer viel Obst und Gemüse isst, verfolgt im Grunde eine antientzündliche Diät und kann silent inflammations wirksam vorbeugen oder sie eindämmen! Grund für das antientzündliche Potenzial von Obst und Gemüse sind deren sekundäre Pflanzenstoffe. Diese wichtigen Bestandteile der menschlichen Ernährung kommen in Obst, Gemüse, Hülsenfrüchten, Tee, Kaffee, Gewürzen und vielen anderen pflanzlichen Lebensmitteln vor und machen diese so gesund. Für Pflanzen sind sie essentiell, indem sie als Wachstumsregulatoren, Abwehrstoffe gegen Fraßfeinde oder Lockmittel für Bestäuber dienen. In ihren Eigenschaften als Duft-, Farb- und Geschmacksstoffe nehmen sie darüber hinaus Einfluss auf die Auswahl unsere Lebensmittel und können aufgrund ihrer pharmakologischen Wirkungen als Arzneimittel eingesetzt werden. Bisher sind etwa 100 000 verschiedene Substanzen identifiziert worden, die den sekundären Pflanzenstoffen zugeordnet werden können. Von diesen Verbindungen werden etwa 5 bis 10 % über die Nahrung des Menschen aufgenommen.

Die Abbildung auf den nächsten beiden Seiten zeigt wichtige Vertreter von sekundären Pflanzenstoffen und deren Vorkommen in Lebensmitteln oder Getränken.

Beispiele für sekundäre Pflanzenstoffe und deren Herkunft

Carotinoide

Lycopin

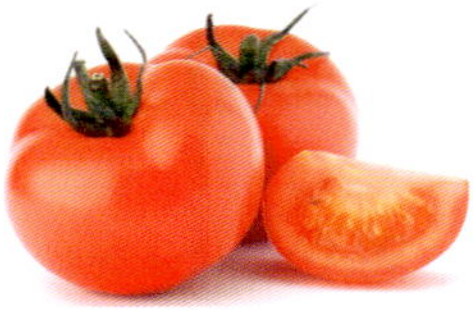

Tomate

α- und β-Carotin

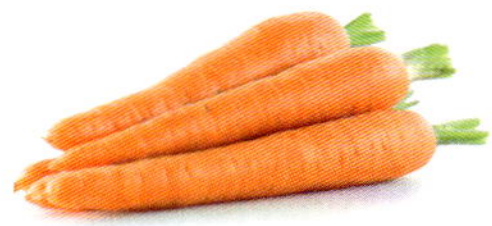

Karotte

Phytoöstrogene

Isoflavone

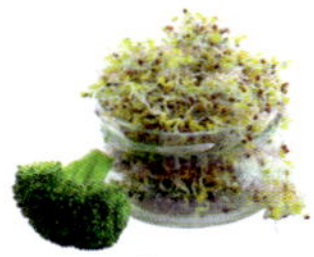

Soja

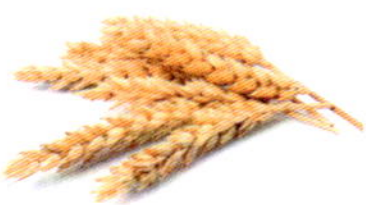

Getreide

Glukosinolate

Sulforaphan

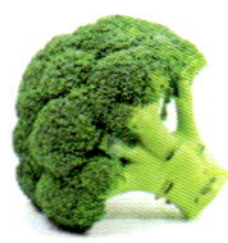

Brokkoli

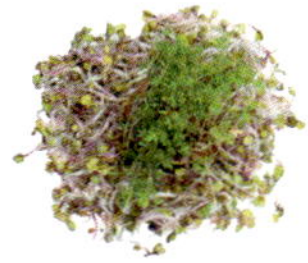

Kresse

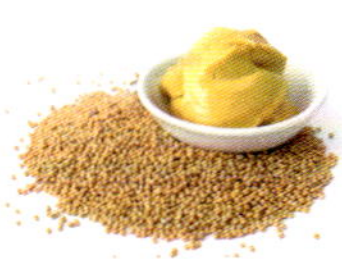

Senf

Polyphenole

Phenolsäuren

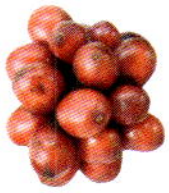

Kaffee

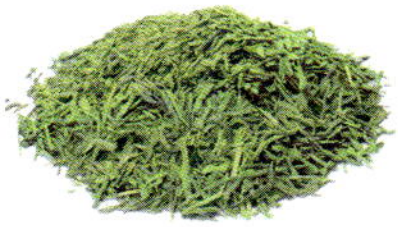

Tee

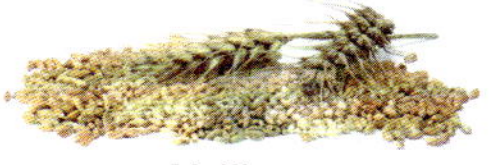

Vollkorn

Flavanone

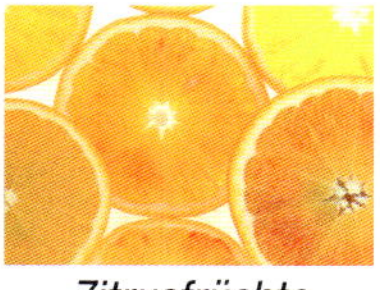

Zitrusfrüchte

Flavonole

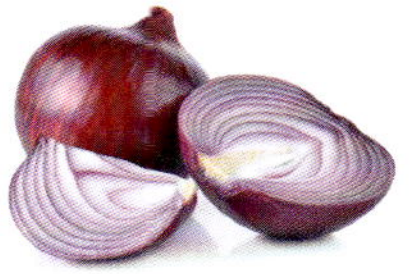

Zwiebel

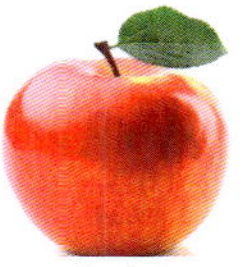

Apfel

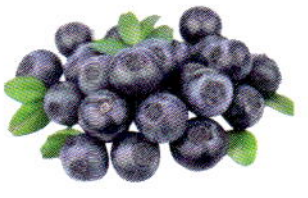

Beeren

Anthozyane

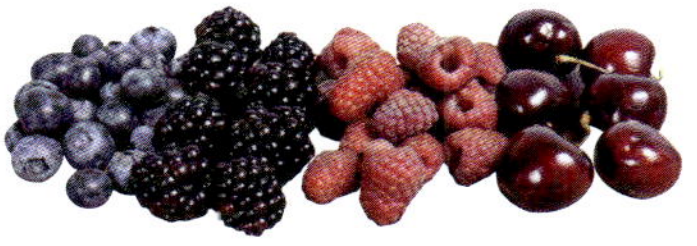

rot, violettes Obst und Gemüse

Flavanole

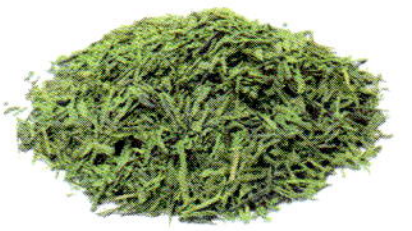

Tee

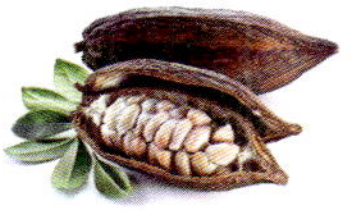

Kakao

Flavone

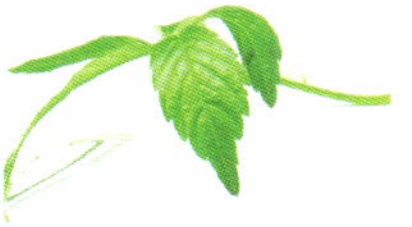

Kräuter

Stilbene

Resveratrol

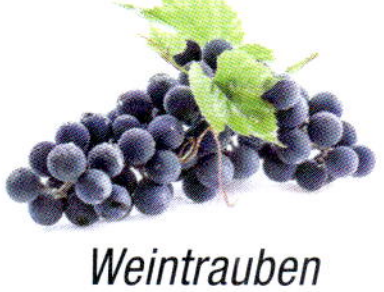

Weintrauben

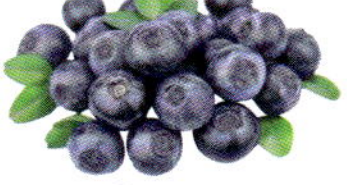

Beeren

Die Wirkungen dieser Vitalstoffe sind ähnlich vielfältig wie ihr Vorkommen in Pflanzen.

Es gilt als bewiesen, dass sich sekundäre Pflanzenstoffe auf verschiedenste Art und Weise positiv auf die Gesundheit des Menschen auswirken können. Beispielsweise nehmen sie Einfluss auf:

» *das Immunsystem*
» *Entzündungsreaktionen*
» *Herz-Kreislauf - Erkrankungen*
» *neurologische Erkrankungen*
» *die Entgiftung von Fremdstoffen*
» *die Krebsabwehr*
» *das Metabolisches Syndrom*
» *die Darmgesundheit*

Zahlreiche Studien belegen mittlerweile, dass bestimmte sekundäre Pflanzenstoffe nachweislich in **Entzündung**sprozesse eingreifen können. Dazu gehören:

» *Anthozyane*
» *EGCG (Epigallocatechingallat)*
» *Curcumin*
» *Sulforaphan*
» *Lycopin*
» *Quercetin*
» *Procyanidine*
» *Gingerol*

Anthozyane (Rote Früchte)

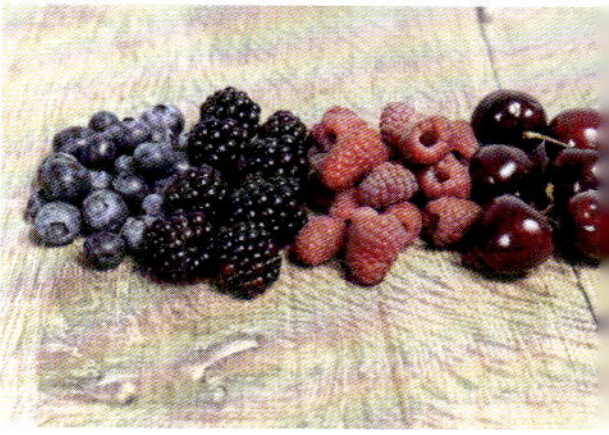

Anthozyane gehören zu der Gruppe der Flavonoide und sind in roten, blauen oder violetten Beerenfrüchten wie Blaubeeren, Himbeeren, Johannisbeeren, Holunder, Erdbeeren oder Kirschen, aber auch in roten Trauben und Aronia oder in rotem Gemüse wie Rotkohl, rote Beete oder Schwarzwurzeln zu finden. Andere Aufnahmequellen sind Wein und nichtalkoholische Getränke aus roten Trauben. Die Aufnahmemenge liegt bei etwa 20 bis 50 mg/Tag in Europa und ist stark saisonabhängig, da anthozyanreiche Früchte wie Himbeeren oder Erdbeeren eher im Sommer konsumiert werden. Rote Weintrauben enthalten beispielsweise etwa 150 bis 750 mg pro 100 g. Diese Gehalte sind stark von den Sorten abhängig. Besonders große Mengen sind in Aroniabeeren enthalten. Sie können eine Konzentration von bis zu 10 g/kg Frischgewicht besitzen. Aroniabeeren werden oft als Konzentrat in Mehrfruchtsäften beigemischt, um eine kräftige Farbe hervorzurufen. Auch die kräftige dunkelrote Farbe der schwarzen Karotte wird durch einen hohen Anthozyananteil hervorgerufen.

Entzündungen spielen eine große Rolle bei der Entstehung verschiedener Krebsarten. Dabei kommt es oft zu einer unkontrolliert hohen Ausschüttung von Botenstoffen. Es hat sich gezeigt, dass die Überproduktion verschiedener entzündungsfördernder Proteine durch Anthozyane gehemmt werden kann.

EGCG (Grüner Tee)

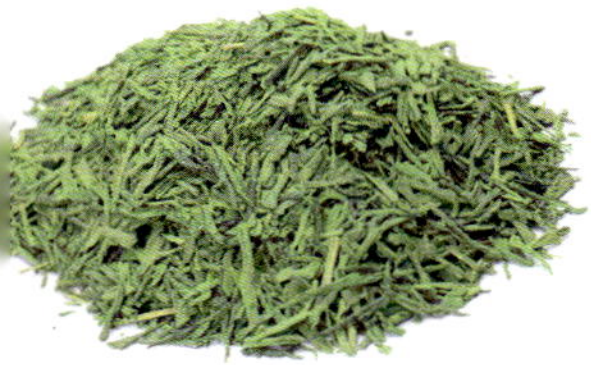

Grüner Tee wird aus den Blättern der Teepflanze Camellia sinensis gewonnen. Im Unterschied zu schwarzem Tee, der ebenfalls aus dieser Teepflanze hergestellt wird, werden die Blätter nach der Ernte direkt erhitzt, um deren Enzyme zu inaktivieren (unfermentierter Tee). Diese schonende Erhitzung der frischen Blätter führt dazu, dass alle Wirkstoffe erhalten bleiben. Die Teepflanze und ihre Zubereitungsmethoden stammen ursprünglich aus China, wo grüner Tee, neben der Verwendung als Getränk, seit mehreren tausend Jahren als Heilkraut bekannt ist. Grüner Tee enthält große Mengen an Polyphenolen, insbesondere Flavonoide (Catechine), wie Epicatechin (EC), Epicatechingallat (ECG), Epigallocatechin (EGC) und pigallocatechingallat (EGCG). Diese Bestandteile werden auch oft als Gerbstoffe bezeichnet und bewirken einen bitteren Geschmack des Tees. Weitere Inhaltstoffe sind das Koffein (je nach Zubereitung), Vitamin A und B2, Calcium, Kalium, Magnesium und verschiedene Spurenelemente. Grüner Tee ist in der letzten Zeit häufig wegen Pestizidbelastung ins Gerede gekommen. Daher sollte bei der Teeauswahl auf einen qualitativ hochwertigen Erzeuger geachtet werden. Für Nahrungsergänzungsmitteln mit Grüntee-Extrakt gilt das Gleiche: Auch hier sollte man sich intensive Rückstandkontrollen vom Anbieter bestätigen lassen.

Chronische Entzündungen, wie die rheumatoide Arthritis, werden durch systemische Überproduktion von entzündungsfördernden Botenstoffen verursacht (z. B. Interleukine und TNF-α). Chronische Entzündungen in Blutgefäßen können zudem zu schweren kardiovaskulären Komplikationen führen. Studien haben gezeigt, dass EGCG aus grünem Tee die Entstehung dieser Botenstoffe unterdrückt und somit einer Entzündung entgegenwirken kann.

Kakao-Flavanole

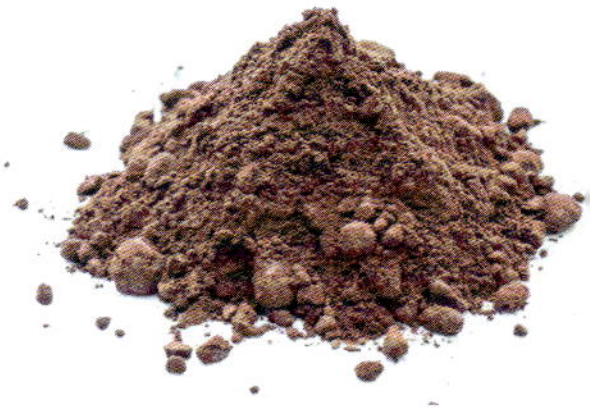

Kakao ist der getrocknete Anteil des Samens des Kakaobaumes. Er ist wie kein anderes Lebensmittel reich an Polyphenolen, vor allem Flavonoiden, insbesondere Flavanole wie das Epicatechin. Flavanole aus Kakao sind ebenfalls dazu in der Lage, entweder direkt auf entzündungsfördernden Botenstoffen zu wirken oder durch Einfluss in Signalwege ihre Ausschüttung zu reduzieren. In einer Studie konnte dies anhand einer Gabe von dunkler, flavanolreicher Schokolade nachgewiesen werden. Die Mengen an Signalstoffen im Plasma waren in der Interventionsgruppe deutlich niedriger als in der Kontrollgruppe, die eine flavanol-freie Schokolade erhielten. Darüber hinaus waren die Gehalte an einem entzündungs*hemmenden* Botenstoff in der Interventionsgruppe deutlich erhöht.

Wer nun denkt, er könne mit hemmungslosem Schokoladenkonsum seine Gesundheit fördern, muss leider enttäuscht werden. Die vielen Kalorien und der Zucker in der Schokolade machen die gesundheitliche Wirkung des Kakaos wieder völlig zunichte. Zusätzlich schränkt die Milch in der Schokolade die Wirkung ein und auch bei der Herstellung der Schokolade geht ein großer Teil der Kakaoflavanole verloren. Wer von der positiven Wirkung der Kakaoflavanole profitieren will, sollte daher lieber auf Nahrungsergänzungsmittel zurückgreifen, mit denen die Kakaoflavanole standardisiert, hochkonzentriert und ohne kalorische Belastung aufgenommen werden können (z. B. Cardio Care von Dr. Wolz).

Quercetin und oligomere Procyanidine (Apfel)

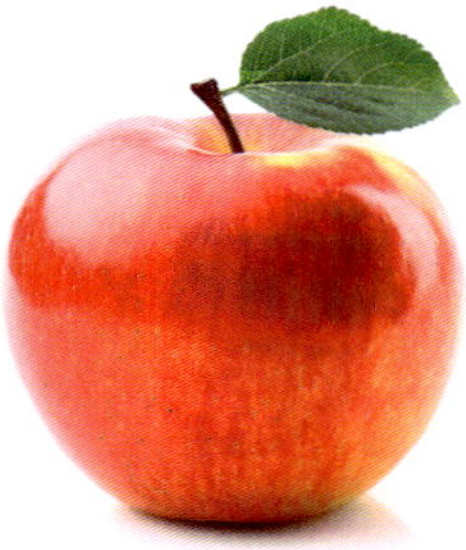

„An Apple a day keeps the Doctor away" (Ein Apfel pro Tag macht den Arzt überflüssig) lautet ein englisches Sprichwort. Ein Grund, warum der Apfel so gesund ist, sind dessen sekundäre Pflanzenstoffe. Haupt-Flavonoide im Apfel sind das Quercetin und die sogenannten OPCs (Oligomere Procyanidine). Das Quercetin findet sich vor allem in den Schalen mit einem Gehalt von etwa 140 mg pro kg. Die durchschnittliche Aufnahmemenge dieses Flavonols beträgt pro Kopf und Tag 5 bis 40 mg. Dieser Wert ist bei Vegetariern deutlich höher.

Quercetin und OPC aus Äpfeln blockieren die Produktion von TNF-α in Fresszellen. Diese können durch die Anwesenheit von Lipopolysacchariden (Zellwandbestandteile von Bakterien) aktiviert werden und lösen eine Kettenreaktion an Signalen zur Ausschüttung von Botenstoffen aus. Eine überschießende Immunantwort wird also vermieden. Zudem wirken

OPC und Quercetin effektiv antioxidativ, gefäßerweiternd, gefäßstabilisierend und blutdrucksenkend. Antioxidative Enzymsysteme werden in ihrer Produktivität durch OPC und Quercetin gesteigert. Sie wirken sich außerdem auf die Entstehung von Allergien aus. Die Bildung der Botenstoffe, die eine überschießende Immunantwort auslösen, wird unterbrochen. Insgesamt können entzündliche Prozesse abgeschwächt werden, da Quercetin und OPC die Aktivität von Immunzellen herunterfährt.

Resveratrol (Trauben)

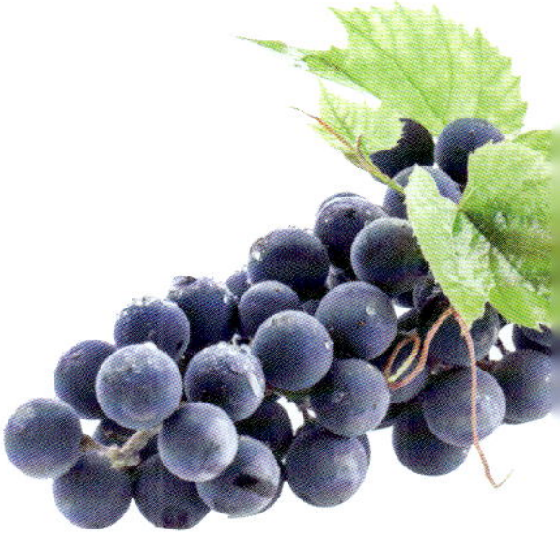

Resveratrol gehört zu der Gruppe der Stilbene und findet sich in größeren Konzentrationen hauptsächlich in Weintrauben. Insbesondere in der Beerenhaut sind die Gehalte am höchsten, da die Pflanze sich durch diese Inhaltsstoffe vor Schädigung durch UV-Strahlen oder Pilzinfektionen (Botrytis) schützt. Des Weiteren werden große Mengen an Resveratrol in Wein nachgewiesen. Besonders Rotwein kann aufgrund der Maischegärung enorme Mengen dieses sekundären Pflanzenstoffes enthalten (bis zu 12 mg pro Flasche). Die tägliche Aufnahmemenge kann als eher gering eingeschätzt werden. Bei mediterraner oder vegetarischer Lebensweise sind die Mengen vermutlich höher. Auf dem Markt sind zahlreiche hochdosierte Resveratrolpräparate als Nahrungsergänzungsmittel erhältlich. Deren Wirkung ist jedoch durch die unphysiologisch hohen Mengen und die Grenzen der Bioverfügbarkeit im Menschen sehr fraglich.

Resveratrol aus Trauben wird ebenfalls eine entzündungshemmende Wirkung zugeschrieben. So konnte beispielsweise in einer Langzeit-Studie nachgewiesen werden, dass täglich aufgenommene physiologische Mengen an Resveratrol (8 mg) in der Prävention von Herz-Kreislauf-Erkrankungen eingesetzt werden können. In der Interventionsgruppe sanken insbesondere TNF-α- und Interleukin-Werte. Diese Wirkung des Resveratrols könnte auch der Grund für das französische Paradox sein: Man wunderte sich darüber, dass Franzosen trotz Alkohol- und Fettkonsums länger leben als Deutsche oder Amerikaner. So ist die Herzinfarkthäufigkeit in Frankreich dreimal geringer als in den USA. Durch den häufigen Konsum von Rotwein nehmen Franzosen jedoch auch eine Menge des entzündungshemmenden Resveratrols auf und mindern dadurch ihr Risiko für Herz-Kreislauf-Erkrankungen. Gesünder als in Form von Rotwein kann Resveratrol aber auch mit roten Trauben, Erdnüssen, Himbeeren, Pflaumen oder hochwertigen Nahrungsergänzungsmitteln aufgenommen werden.

Carotinoide

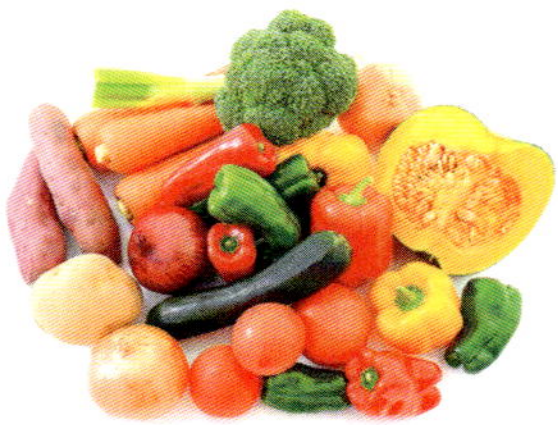

Carotinoide sind weit verbreitete Farbstoffe in der Pflanzenwelt. Zu ihnen gehören beispielsweise das α-Carotin in gelben und orangen Früchten und Gemüsen (Karotten, ca. 7 mg/100 g) oder das β-Carotin in grünem Blattgemüse und gelbem bzw. orangen Obst und Gemüsesorten. Wichtige Carotinoid-Quellen sind:

» *Möhre/Karotte*
» *Spinat*
» *Aprikosen*
» *Spinat*
» *Kohl*
» *Paprika*
» *Orangen*
» *Mais*
» *Tomaten*
» *Wassermelone*

Des Weiteren zählt man zu den Carotinoiden auch das Lycopin (Tomate), das Lutein (Spinat), das Zeaxanthin (Mais) und das β-Cryptoxanthin (Mandarinen). Die Wirkung von Carotinoiden beruht wie bei anderen sekundären Pflanzenstoffen in erster Linie auf ihren antioxidativen Eigenschaften. Dazu gehört auch, dass sie in Signalwege eingreifen, die das Immunsystem und damit Entzündungsreaktionen betreffen.

Es zeigte sich insbesondere für β-Carotin und Lykopin, dass diese Verbindungen und deren Abbauprodukte NF-κB hemmen können. Dieser kleine Signalstoff löst im Inneren der Zellen eine Kettenreaktion aus, in deren Verlauf entzündungsfördernde Botenstoffe gebildet werden. Diese verstärken eine Entzündung und locken weitere Immunzellen an. Darüber hinaus beeinflusst es andere, entzündungshemmende Botenstoffe und kann so entzündliche Prozesse verlangsamen.

Curcumin

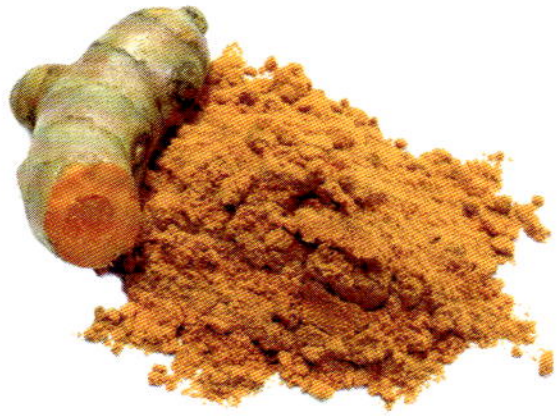

Curcumin gilt als einer der wirksamsten entzündungshemmenden sekundären Pflanzenstoffe. Die Kurkuma (Curcuma longa), auch Gelber Ingwer oder Gelbwurz genannt, aus der Familie der Ingwergewächse ist in Indien und Südostasien heimisch und wird u. a. für die Herstellung des Curry-Pulvers und als natürlicher Farbstoff verwendet. In der traditionellen Medizin Indonesiens und Indiens (Ayurveda) wird Kurkuma bereits seit mehreren tausend Jahren als Mittel gegen eine Vielzahl von Krankheiten und zur Stärkung des Immunsystems eingesetzt. Hierfür relevante Inhaltsstoffe sind das Curcumin und ca. 90 weitere verwandte Stoffe, zu denen es mittlerweile über 3000 wissenschaftliche Studien zur gesundheitsfördernden Wirkung gibt.

Curcumin hemmt die Enzyme des Immunsystems und wirkt dadurch entzündungshemmend. Diese Wirkung von Curcumin konnte u. a. bei Patienten mit Knie-Arthrose nachgewiesen werden. Daher ist der therapeutische Einsatz von Curcumin gerade bei entzündlich-rheumatischen Erkrankungen und Arthritis empfehlenswert. Curcuminoide blockieren zudem in den Zellkernen die Aktivität des Transkriptionsfaktors NF-kB, der nicht nur mit Entzündungsprozessen zusammenhängt, sondern auch eine Ursache für die Krebsentstehung sein kann. Ein Problem ist die geringe Bioverfügbarkeit des fettlöslichen Curcumins. Hier gibt es neuerdings Ergänzungspräparate, die mithilfe von Cyclodextrin eine deutlich höhere Bioverfügbarkeit des

Curcumins erreichen (z. B. Curcumin Extrakt 45 von Dr. Wolz).

Curcumin wirkt zudem stark antioxidativ und nimmt somit ebenfalls Einfluss auf den Verlauf einer Entzündung. Es fängt Reaktive Sauerstoffspezies ab und steigert die Effektivität anderer anti-entzündlicher, sekundärer Pflanzenstoffe, wie dem Quercetin.

Curcumin kann bei chronisch-entzündlicher Darmerkrankung als Therapeutikum eingesetzt werden. Auch hier greift es in Signalwege der Entzündungsreaktionen ein, indem es die Bildung von NF-kB unterdrückt. So kann es der Darmschleimhaut gelingen, die Entzündung abklingen zu lassen und zu heilen (siehe Abbildung 9).

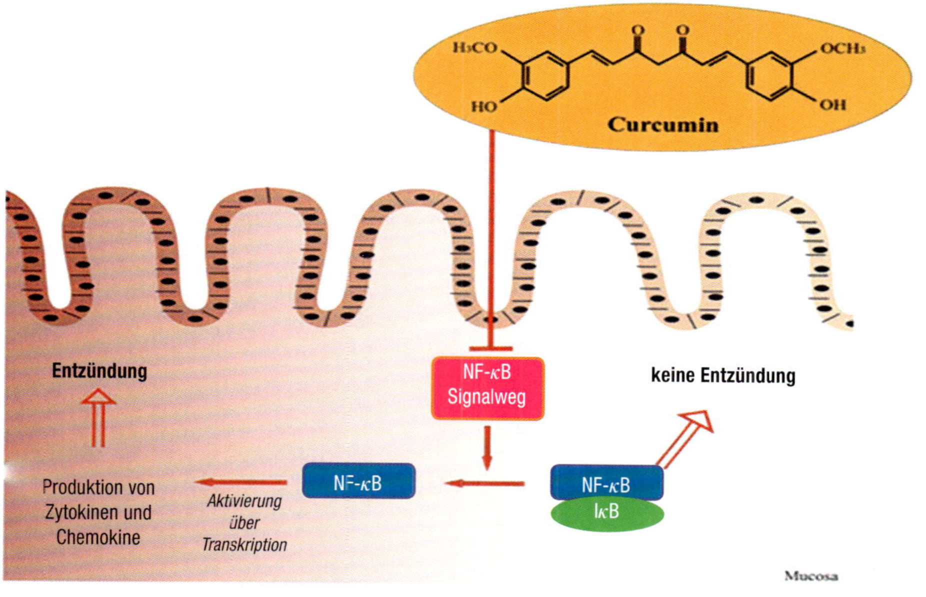

Abbildung 9: Mechanismen der Entzündungshemmung durch Curcumin bei chronisch-entzündlicher Darmerkrankung

Ingwer (Gingerol)

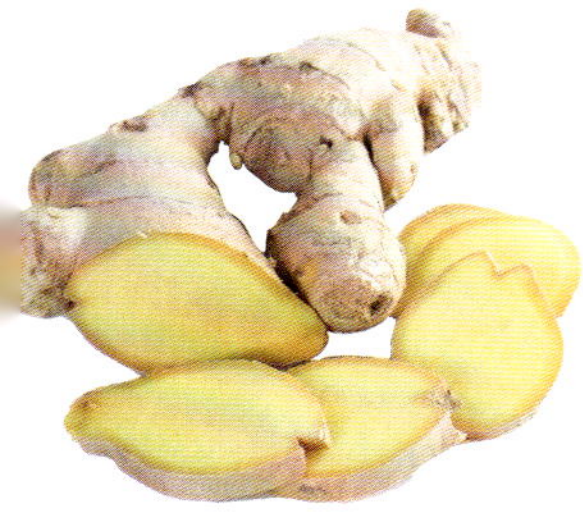

Die Ingwerwurzel gehört zu der Familie der Ingwergewächse und wird als Küchengewürz und Arzneidroge verwendet. Die Ingwerpflanze wird bis zu 1,5 Meter groß und bildet in der Erde eine gelbliche Wurzel, die nach ca. 250 Tagen geerntet werden kann. Sie wächst überwiegend in den Tropen und Subtropen. Größter Produzent sind Indien sowie Nigeria. Größter Exporteur ist China. Besonders im ostasiatischen Raum kommt Ingwer schon seit Jahrtausenden zum Einsatz. Durch die zahlreichen Kolonien der Engländer in diesem Teil der Erde war das Gewürz auf der britischen Insel schon wesentlich früher bekannt als im Rest Europas (Ginger Ale). Der Ingwer verdankt seinen aromatisch, würzigen Geschmack und Geruch den zahlreich enthaltenen ätherischen Ölen. Die Schärfe wird durch die Stoffe Gingerol und Shogaol hervorgerufen. Ingwer wird schon seit Jahrhunderten in der traditionellen chinesischen Medizin als Heilpflanze eingesetzt. Zubereitungen aus der Wurzel, ob als Pulver oder flüssige Extrakte, werden verschiedene Wirkungen zugesprochen. Sie wirken antioxidativ, gegen Übelkeit und Erbrechen und entzündungshemmend. Zudem hat Ingwer anregende Effekte auf die Bildung von Magensaft, Speichel und Galle. Die Inhaltstoffe von Ingwer, insbesondere Gingerol, wirken auf verschiedene Art und Weise auf entzündliche Prozesse. Beispielsweise wird das Enzym COX-2 gehemmt. COX-2 vermittelt die Bildung von Gewebshormonen aus Arachidonsäure, die eine Entzündung entstehen oder massiv verstärken können.

Durch diese Hormone werden zahlreiche Immunzellen angelockt sowie Schmerzen und Fieber ausgelöst. Zudem wirkt Gingerol einer Bildung von entzündungsfördernden Botenstoffen entgegen.

WECHSELWIRKUNG DARM – IMMUNSYSTEM – SEKUNDÄRE PFLANZENSTOFFE

Die Forschung interessiert sich schon seit Langem besonders für den Zusammenhang von Darmgesundheit und sekundären Pflanzenstoffen. Hierfür gibt es vier wichtige Ansatzpunkte:

» *Sekundäre Pflanzenstoffe und ihre Abbauprodukte beeinflussen die Zusammensetzung der Darmflora positiv.*
» *Sie wirken gezielt auf die bakterielle Zellwand von krankmachenden Keimen.*
» *Sie nehmen Einfluss auf die Entstehung und Vermehrung von Krebszellen im Darm.*
» *Sie wirken sich positiv auf das darmbasierte Immunsystem aus.*

Diese wertvollen Vitalstoffe haben also eine ähnliche Wirkung wie Präbiotika. Sie gelangen aufgrund ihrer Komplexität, ähnlich wie Ballaststoffe, in den Dickdarm. Dort werden sie von Mikroorganismen gespalten. Diese Abbauprodukte wiederum wirken direkt vor Ort positiv auf das Wachstum und die „Gesundheit" der Darmflora. Werden sie über die Darmwand aufgenommen, gelangen sie in andere Zielgewebe und haben dort ihre positiven Effekte.

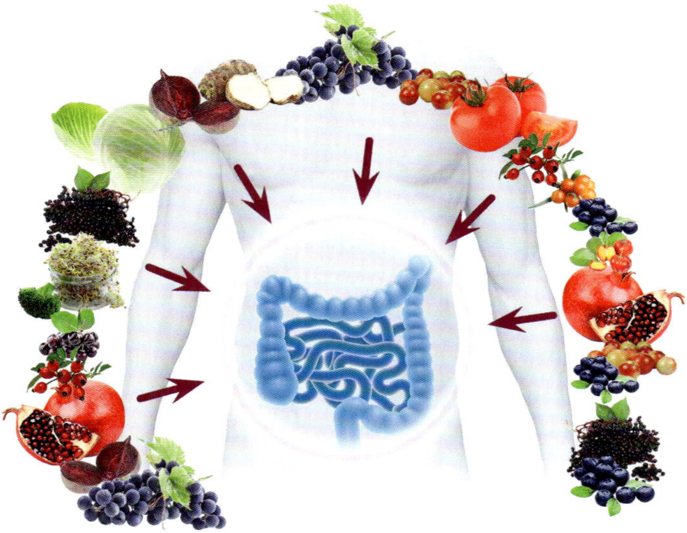

Therapeutischer Einsatz sekundärer Pflanzenstoffe

Man kann sekundäre Pflanzenstoffe gezielt zur Entzündungshemmung einsetzen

Der therapeutische Nutzen von sekundären Pflanzenstoffen in Zusammenhang mit Entzündungen ist folglich als sehr hoch einzuschätzen. Trotz nachweislicher, positiver Wirkungen werden zu wenige dieser Stoffe über die normale Mischkost aufgenommen, weil einfach zu wenig Obst und Gemüse verzehrt wird (s. Kasten S. 59/69). Multivitalstoffpräparate mit definierten Mengen an sekundären Pflanzenstoffen und niedrig dosierten Vitamin- und Mineralstoffmengen könnten Abhilfe schaffen. Dabei sollte beachtet werden, dass die Konzentration an sekundären Pflanzenstoffen eine physiologisch sinnvolle Menge nicht überschreitet, da dadurch die Bioverfügbarkeit herabgesetzt werden kann. Beispielsweise können Anthozyane besser absorbiert werden, wenn sie nicht als hochdosierte Einzelsubstanzen verabreicht werden, sondern möglichst in einer Matrix eingebettet sind (beispielsweise in einem Konzentrat; zu empfehlen ist hier der „Vitalkomplex Dr. Wolz“).

Tabelle 3 gibt einen Überblick über die sekundären Pflanzenstoffe, die für den Einsatz in der Prävention oder der begleiteten Therapie von entzündlichen Erkrankungen eine Rolle spielen können.

Tabelle 3: Einsatz von sekundären Pflanzenstoffen bei Erkrankungen

Erkrankung	SPS	Therapievorschlag
Immunschwäche allgemein, Allergien	Carotinoide, Flavonoide, Glukosinolate	Konzentrat aus 400 mg Polyphenolen, 1 mg Glucoraphanin und 2 mg Lycopin /Tag
Chronisch entzündliche Darmerkrankungen	Flavonoide	Grüntee-Extrakt: 750 mg/Tag Kakao-Flavanole 200 mg/Tag
Krebs	Carotinoide, Phenole, Phenolsäuren, Glukosinolate, Curcumin	Konzentrat aus 400 mg Polyphenolen, 1 mg Glucoraphanin und 2 mg Lycopin/Tag Grüntee-Extrakt: 750 mg/Tag Hoch bioverfügbarer Curcumin Extrakt 150 mg/Tag
Magengeschwüre (Helicobacter pylori)	Polyphenole	Konzentrat aus 400 mg Polyphenolen Tag
Metabolische Syndrom	Flavonoide, Phytoöstrogene	Grüntee-Extrakt: 750 mg/Tag Kakao-Flavanole 200 mg/Tag Soja-Isoflavone 50 mg/Tag

Zusammenfassung

Entzündungen sind eine normale und wichtige Reaktion des Körpers auf Eindringlinge und Fremdstoffe, ohne die wir keine guten Überlebenschancen hätten. Jedoch zeigt sich immer deutlicher, dass die Zivilisationskrankheiten in Industrienationen ebenfalls auf Prozesse des Immunsystems zurückzuführen sind. Das Verhältnis zwischen Immuntoleranz und kontrollierter Immunantwort gerät aus dem Gleichgewicht. Die Folge sind unterschwellige Entzündungen, die sich im Laufe der Zeit möglicherweise sogar unbemerkt zu einer Krankheit manifestieren.

Diese silent inflammation kann jedoch schon in einem frühen Stadium bekämpft werden oder sogar gänzlich vermieden werden. Über den gezielten Einsatz entzündungshemmender Vitalstoffe kann dies gelingen. Zu nennen sind hierfür:

» *Omega-3-Fettsäuren*
» *die Vitamine D, C und E*
» *die Aminosäure Arginin*
» *die Spurenelemente Kupfer, Selen und Zink*
» *Probiotika*
» *Ballaststoffe*
» *sekundäre Pflanzenstoffe*

Dabei sollten diese Substanzen nicht in isolierter, hochdosierter Form zu sich genommen werden, sondern möglichst in ihrer natürlichen Form eingebettet sein. Eine Ausnahme bildet das Curcumin. Es ist fettlöslich und schlecht bioverfügbar. Durch Zugabe aufnahmefördernder Stoffe wie Cyclodextrin wird es deutlich bioverfügbarer gemacht, wie beispielsweise in Curcumin Extrakt 45 von Dr. Wolz.

Aber nicht nur die Ernährung nimmt Einfluss auf unseren Immunstatus. Auch unser Lebensstil ist ausschlaggebend. Stress vermeiden, sich sportlich betätigen und Übergewicht reduzieren helfen, die Prozesse einer Entzündung positiv zu beeinflussen und Krankheiten zu vermeiden.

Abkürzungsverzeichnis

COX-2	Cyclcoxygenase-2
CRP	C-reaktives Protein
EPO	Erythropoetin
IL	Interleukin
LPS	Lipopolysaccharid
NF-κB	nuclear factor 'kappa-light-chain-enhancer' of activated B-cells oder Nuclear-factor kappa B
TNF-α	Tumor-Nekrose-Faktor alpha
VEGF	Vascular endothelial growth factor
LDL	Low-Density-Lipoprotein
DGE	Deutsche Gesellschaft für Ernährung
NO	Stickstoffmonoxyd
MRI	Max-Rubner-Institut
EGCG	Epiga locatechingallat

Literatur

Aggarwal, B.B. et al.: Curcumin: an orally bioavailable blocker of TNF and other proinflamatory biomarkers. Br J Pharmacol. 2013 Aug; 169 (8):1672-92.

Basnet, P., Skalko-Basnet, N. (2011): Curcumin: an anti-infl ammatory molecule from a curry spice on the path to cancer treatment. Molecules. 16 (6):4567-98.

Biesalski, H.; Fürst, P.; Kasper, H.; Kluthe, R.; Pölert, W.; Puchstein, C.; Stähelin, H. (2004): Ernährungsmedizin. Stuttgart, New York.

Boivin, D.; Blanchette, M.; Barrette, S.; Moghrabi, A.; Béliveau, R. (2007) Inhibition of cancer cell proliferation and suppression of TNF-induced activation of NFkappaB by edible berry juice. Anticancer Res. 27 (2): 937-48.

Brumatt.i L.; Marcuzzi, A.; Tricarico, P.; Zanin, V.; Girardelli, M.; Bianco, A. (2014): Curcumin and Inflammatory Bowel Disease: Potential and Limits of Innovative Treatments. Molecules, 19(12), 21127-21153.

Cavet, M., Harrington, K., Vollmer, T., Ward, K., Zhang, J. (2011): Anti-inflammatory and anti-oxidative effects of the green tea polyphenol epigallocatechin gallate in human corneal epithelial cells. Mol Vis. 17:533-42.

Deutsche Gesellschaft für Ernährung: Sekundäre Pflanzenstoffe und ihre Wirkung auf die Gesundheit – Eine Aktualisierung anhand des Ernährungsberichts 2012. DGEinfo (12/2014) S178–186.

Deutsche Gesellschaft für Ernährung e.V. (Hrsg.) (2016): 13. DGE-Ernährungsbericht – Vorveröffentlichung Kapitel 2 und Kapitel 3.

Egger, G. (2005): Die akute Entzündung – Grundlagen, Pathophysiologie und klinische Erscheinungsbilder der unspezifischen Immunität. Springer Verlag, Wien.

Elmadfa, I.; Leitzmann, C. (2004): Ernährung des Menschen. 4. Auflage. Verlag Eugen Umlmer GmbH & Co., Stuttgart.

Fasshauer, M.; Klein, J.; Blüher, M.; Paschke, R. (2004): Adipokine: Möglisches Bindeglied zwischen Insulinresistenz und Adipositas. Deutsches Ärzteblatt. 101(51-52): A3491-3495.

Ghosh, S.; Banerjee, S.; Sil, P. (2015): The beneficial role of curcumin on inflammation, diabetes and neurodegenerative disease: A recent update. Food Chem Toxicol. 83: 111-24.

Irmler, Anja Bettina u. Wolz. G: Sekundäre Pflanzenstoffe. Einsatz in der naturheilkundlichen Therapie. Wiesbaden 2016

Irmler, Anja Bettina u. Wolz. G. Sekundäre Pflanzenstoffe. Darm und sekundäre Pflanzenstoffe. Einfluss sekundärer Pflanzenstoffe auf Darm und Mikrobiom. Wiesbaden 2016.
Knasmüller, S. (Hrsg.) (2014): Krebs und Ernährung. 1. Aufl. Stuttgart: Thieme Verlag.

Kuebler, U., Arpagaus, A., Meister, R., Känel, R., Huber, S., Ehlert, U., Wirtz, P. (2016):. Dark chocolate attenuates intracellular pro-inflammatory reactivity to acute psychosocial stress in men: a randomized controlled trial. Brain Behav Immun. S0889-1591(16)30097-6.

Li, Y., Yao, J., Han, C., Yang, J., Chaudhry, M., Wang, S., Liu, H., Yin, Y. (2016): Quercetin, Inflammation and Immunity. Nutrients. 8(3). pii: E167.

Mena, P.; Domínguez-Perles, R.; Gironés-Vilaplana, A.; Baenas, N.; García-Viguera, C.; Villaño, D. (2014): Flavan-3-ols, anthocyanins, and inflammation. IUBMB Life. 66(11): 745-58.

Ouchi, N.; Parker, J.; Lugus, J.; Walsh, K. (2011): Adipokines in Inflammation and metabolic disease. Nat Rev Immunol. 11(2): 85-97.

Riegsecker S. et al.: Potential benefits of green tea polyphenol EGCG in the prevention and treatment of vascular inflammation in rheumatoid arthritis. Life Sci. 2013 Sep 3; 93(8):307-12.

Selmi, C., Mao, T., Keen, C., Schmitz, H., Gershwin, E. (2006): The anti-inflammatory properties of cocoa flavanols. J Cardiovasc Pharmacol.;47 Suppl 2:S163-71; discussion S172-6.

Tomé-Carneiro, J.; Gonzálvez, M.; Larrosa, M.; Yáñez-Gascón, M.; García-Almagro, F.; Ruiz-Ros, J.; García-Conesa, M.; Tomás-Barberán, F.; Espín, J. (2012): One-year consumption of a grape nutraceutical containing resveratrol improves the inflammatory and fibrinolytic status of patients in primary prevention of cardiovascular disease. Am J Cardiol. 110 (3): 356-63.

Upadhyay, s.; Dixit, D. (2015): Role of Polyphenols and Other Phytochemicals on Molecular Signaling. Oxid Med Cell Longev. doi: 10.1155/2015/504253.

Watzl, B.; Leitzmann, C. (1995): Bioaktive Substanzen in Lebensmitteln. Hippokrates Verlag, Stuttgart.

Yu Wang, Chi-Tang Ho (2009): Polyphenolic Chemistry of Tea and Coffee: A Century of Progress. Journal of Agricultural and Food Chemistry. 57 (18): 8109-8114.

Internetquellen

https://www.dge.de/ernaehrungspraxis/vollwertige-ernaehrung/10-regeln-der-dge/

Über die Autoren

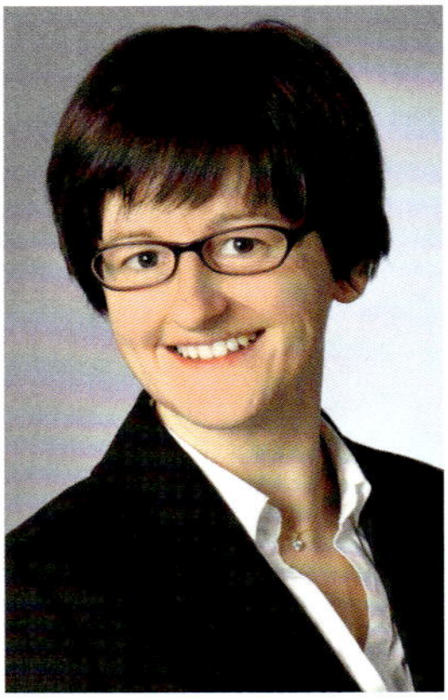

Dr. rer. nat Anja Bettina Irmler

Anja Bettina Irmler (geb. Fröhling) studierte an der Justus-Liebig-Universität Gießen Ernährungswissenschaften. Nach ihrem Master-Abschluss war sie als wissenschaftliche Mitarbeiterin an der Hochschule Geisenheim im Institut für Weinanalytik und Getränketechnologie tätig. Im Rahmen eines vom Bundesministerium für Bildung und Forschung finanzierten Projekts promovierte sie 2015 über sekundäre Pflanzenstoffe („Anthocyane in Fruchtsäften"). Derzeit unterrichtet sie an den Beruflichen Schulen Rheingau und arbeitet als Wissenschaftsautorin.

Dr. med. Dipl. Ing. Georg Wolz

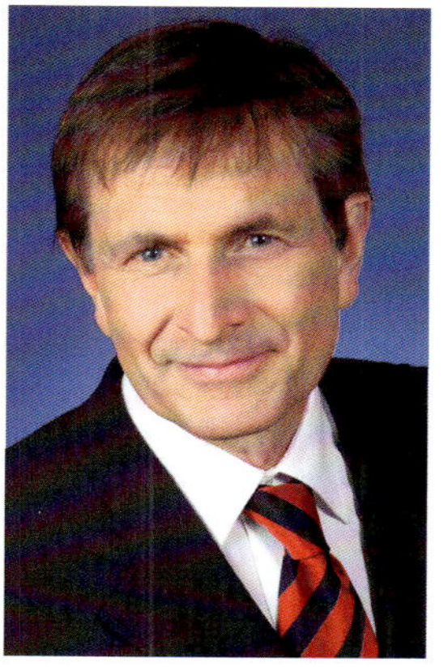

Georg Wolz studierte an den Technischen Universitäten Berlin und München Biotechnologie und Ernährungstechnologie. Anschließend begann er ein Medizinstudium an der Johan-Gutenberg-Universität Mainz, das er mit einer Promotion abschloss. Danach folgten die Ausbildung zum Facharzt für Allgemeinmedizin sowie zahlreiche Weiterbildungen – u. a. zum Ernährungsmediziner der Deutschen Gesellschaft für Ernährungsmedizin (DGEM). Nach Tätigkeiten in verschiedenen Krankenhäusern arbeitete Wolz als niedergelassener Arzt mit eigener Praxis im Raum Bingen. Schon früh interessierten ihn Fragen der Ernährungsmedizin. Vor dem Hintergrund seiner fachlichen Expertise und seiner langjährigen praktischen Erfahrung in der Arbeit mit Patienten entwickelte er viele innovative Nahrungsergänzungspräparate, die von Therapeuten und Patienten auf der ganzen Welt geschätzt werden. Georg Wolz meldet sich regelmäßig mit Fachbeiträgen zu ernährungsmedizinischen Fragen und als Redner auf Fachkongressen zu Wort.

Impressum

Dr. rer. nat. Anja Bettina Irmler
Dr. med. Georg Wolz
Silent Inflammation
Die Gefahr der verborgenen Entzündungen
Ursachen – Prävention – Eindämmung

ISBN 978-3-944592-15-2
Wiesbaden 2016

Bibliografische Information der Deutschen Nationalbibliothek. Die Deutsche Nationalbibliothek verzeichnet diese Publikation in der Deutschen Nationalbibliografie; detaillierte bibliografische Daten sind im Internet über http://dnb.d-nb.de abrufbar.

65183 Wiesbaden, www.eubiotika-verlag.de
Lektorat: Maja Kunze
Grafiken: Wolfgang Herzig
Printed in Germany

Bildnachweise:

Umschlag: "fire background" zwiebackesser - Autor: Iurii Kuzo - fotolia.

Innenseiten: shutterstock - "Vögel" wizdata - Seite 14; shutterstock - "Vögel" wizdata - Seite 52; Wolfgang Herzig - Seite 28;

Innenseiten - fotolia:

"garbage bag isolated on white background" nuruddean - Seite 14; Hard at work" jasonsalmon.com - Seite 14; Senior man sleeping on an armchair " Ljupco Smokovski - Copyright: Unauthorized use is prohibited. - Seite 14; Plastikverschlsse" blende11.photo - Seite 14; Sun in watercolor" evgenii141 - Seite 14; fast food menu" www.highspeedfotos.de - Seite 14; ; Collection of colorful pills" Leigh Prather - Seite 14; Smoking cigarette isolated on white background " chones - Seite 14; fire background" zwiebackesser - Autor: Iurii Kuzo - Seite 15; "Fat female body. Fatty belly closeup" - staras - Seite 21; Clogged Artery with platelets and cholesterol plaque, concept for health risk for obesity or dieting and nutrition problems" ralwel - Seite 30; https://commons.wikimedia.org/wiki/File:Aterorojenez-hucresel-tr.JPG - Seite 30; Tumor" Juan Grtner - Seite 32; "Grafik Freie Radikale" service2 - Seite 33; Injections of insulin to blood sugar disease" Lobanov Dmitry Photography 2012 - Seite 34; schmerzendes knie" damato - Seite 36; Frau mit Bauchschmerzen" damato - Seite 37; Nerve Cell." BillionPhotos.com - Seite 38; overweight woman with ball on beach" Kokhanchikov - Seite 40; Junge Frau beim joggen" kreativloft GmbH - Seite 43; Beautiful girl with scale is proud to lose weight" Karin & Uwe Annas - Seite 45; Sardine" by-studio - Seite 48; Rolled oats in a bowl isolated on white" Autor - Dzmitry Shpak - Copyr. Timmary - Seite 55; bananas isolated on the white background" yurakp - Seite 55; peanuts isolated on the white background" yurakp - Seite 55; toasted bread" Serghei Platonov - Seite 55; Ripe apple with leaf" Anton Ignatenco - dionisvera@gmail.com - Seite 55; Rosenkohl" M. Schuppich - Seite 55; Crispbread stacked pile isolated on white" anitasstudio - Seite 55; Cucumber and slices isolated over white background" sarawutk - Seite 55; blue berry" Lsantilli - Seite 55; Pancia con infiammazione organi" ALDECAstudio - Seite 57; Nutritionist doctor woman" Kurhan - Seite 58; wheat" margo555 - Seite 62; frische Sprossen im Glas" Corinna Gissemann - Seite 62; Tomato vegetables pile" Natika - Seite 62; Broccol " PhotoEd - Seite 62; Carrot. Heap of vegetable isolated on white" Tim UR - Seite 62; Senf" Wolfgang Mücke - Seite 62; Fresh alfalfa sprouts and cress on white background" wjarek - Seite 62; Ripe grapes with leaves isolated on white background" msk.nina@gmail.com - Seite 63; ripe coffee beans isolated on white background" nimon_t - Seite 63; green tea leaf" Reika - Seite 63; Vollkorn - Seite 63; Getreidekrner (Dinkel, Hafer, Roggen, Gerste, Weizen) isoliert auf weiem Hintergrund" Bjoern Wylezich - Seite 63; Orangen" photoglyk - Seite 63; Blueberries with leaves" margo555 - Seite 63; Heidelbeere, Brombeere, Himbeere und Kirsche" sp4764 - Seite 63; Red onion on white background" dasuwan - Seite 63; Ripe apple with leaf" Anton Ignatenco - dionisvera@gmail.com - Seite 63; Blueberries with leaves" margo555 - Seite 63; green tea leaf" Reika - Seite 63; Cocoa pod" volff - Seite 63; frogstyle - Seite 63; Heidelbeere, Brombeere, Himbeere und Kirsche" sp4764 - Seite 65; green tea leaf" Reika - Seite 66; Roher Kakao" dima_pics - Seite 67; Ripe apple with leaf" Anton Ignatenco - dionisvera@gmail.com - Seite 68; Ripe grapes with leaves isolated on white background" msk.nina@gmail.com - Seite 69; sunabesyou - Seite 70; turmeric powder & turmeric" konok1a - Seite 72; Aus: Brumatti, I.L. et al. (2014): Curcumin and Inflammatory Bowel Disease: Potential and Limits of Innovative Treatments. Molecules, 19(12), 21127-21153. - Seite 73; Mann Mitte - Fotolia: ag visuell. Obst von link nach rechts - Fotolia: msk.nina, Bjoern Wylezich, Anna Sedneva, Andrea Wilhelm, Tim UR, Corinna Gissemann, ExQuisine, unpict.com, Bjoern Wylezich, © 2011 Oliver Hoffmann, msk.nina, Oscar Pinto Sánchez, Natika, Andrea Wilhelm, Valentina R., Lsantilli, dextorth, Anna Sedneva, Oscar Pinto Sánchez, Lsantilli, ExQuisine, Lsantilli, - Seite 76

Haftungsausschluss

Die in diesem Buch dargestellten Erkenntnisse und Studien wurden sorgfältig recherchiert und von den Autoren nach bestem Wissen und Gewissen wiedergegeben. Dennoch kann keine Garantie übernommen werden. Eine Haftung der Autoren oder des Verlages für Schäden, die sich durch Anwendung der im Buch enthaltenen Empfehlungen ergeben, ist ausgeschlossen. Alle Informationen ersetzen in keinem Fall ärztlichen Rat und ärztliche Hilfe. Bei erkennbaren Krankheiten ist in jedem Fall ein Arzt aufzusuchen.